臨床医のための
線維筋痛症

―外傷,手術,虐待,人工透析と広範囲疼痛―

浦野房三 篠ノ井総合病院 著
リウマチ膠原病センター長

株式会社 新興医学出版社

Clinical Approaches to Fibromyalgia
—— injury, surgery, abuse, hemodialysis and widespread pain ——

©2009 published by
SHINKOH IGAKU SHUPPAN CO., LTD TOKYO.
Printed & bound in Japan

序

　私が線維筋痛症の患者を初めて受け持ったのは1982年の暮れであった。全身広範囲の疼痛を訴える中年女性が外来を受診した。その紹介状には結合織炎と書かれていた。初めてみる病名であった。聞いたことがなく，また，一度も教わったことのない病名だった。

　通常の整形外科の教科書には明確な記述がなく，私はかなり動揺した。その患者さんとご家族には失礼な態度をとったことを今でも覚えている。その時の自分の行動がひとつの出発点になろうとはその当時，思いも寄らなかった。その非常に不本意で恥ずべき態度をとった自分への反省と自責の念から，この疾患に対する尋常でない強い意識をもった。

　線維筋痛症の演題が日本リウマチ学会総会で発表されたのは1992年舞浜で開催された第36回総会であった。そのときの演者は日本大学第一内科の村上正人先生であった。

　以前からこの問題に深く興味を持っていた私は村上先生の発表に胸を躍らせて聞き入った。その後，会場から出た村上先生を追いかけて質問した。私が以前から考えていた通りの答えを得て嬉しく思った。その後，私も日本リウマチ学会あるいは地方会などで線維筋痛症の演題を発表した。しかし，日本リウマチ学会総会の線維筋痛症の演題は毎年2～3題発表されるのみであった。

　線維筋痛症のホームページを公開したのは1999年6月であった。当時は線維筋痛症に対する社会の注目度は皆無に等しく，閲覧者も非常に少なかった。各方面に働きかけてサイトの注目度を上げる努力をした。

　状況が一変したのは2002年の秋であった。まず，現在の橋本理事長から線維筋痛症友の会設立の相談を受けた。私にその会の顧問になってほしいというものであった。微力ながらお手伝いさせていただくということで，お引き受けした。また，時を同じくして，共同通信社から取材の依頼があり，全国の地方紙に線維筋痛症が紹介される機会を得た。

　その後，聖マリアンナ医科大学難病治療研究所の西岡教授が指導力を発揮して，線維筋痛症研究会が開かれることになった。そして本年4月，日本線維筋痛症学会の設立となった。10年前とは全く異なる状況になったことは喜ばしいことである。

　社会の注目度が増してくるに従い，さまざまな問題が気づかれるようになっ

た．線維筋痛症の診断にはアメリカリウマチ学会分類基準の18ヵ所の圧痛点が採用されているが，他に画像所見，血清学的診断法がない．また，重症例には有効な治療法がないなど，さまざまな問題が横たわっている．

　本書の中でも脊椎関節炎に続発した線維筋痛症とことわりをつけて紹介したものが多いが，特に説明のないものでも脊椎関節炎に続発した症例が数多く含まれている．この2疾患の判別は経験が少ないと困難であることが多い．脊椎関節炎について詳細を学びたいという方には筆者の著書「症例から学ぶ脊椎関節炎」（新興医学出版社 刊）を参照していただくことをお勧めする．

　また，線維筋痛症はリウマチ性疾患のカテゴリーに入るものであるが，すべての臨床各科に関係してくるものである．筆者は整形外科系のリウマチ医であり，日常診療している患者の80％以上は広範囲疼痛患者であるが，専門外の各科の内容に関しては詳細を説明する力量がない．特に精神科，心療内科に関連した内容は不十分となったことをご容赦いただきたい．

2009年8月
浦野房三

目 次

第Ⅰ章 線維筋痛症とは
- A. 疾患概念をめぐって ——— 3
- B. 線維筋痛症の歴史 ——— 4
- C. 病因 ——— 4
- D. 疫学 ——— 6

第Ⅱ章 線維筋痛症の診断と治療
- A. 線維筋痛症の病態 ——— 11
- B. 線維筋痛症の診断とその周辺 ——— 12
- C. 症状 ——— 17
- D. 診断と評価 ——— 18
- E. 検査 ——— 18
  1. 疼痛測定の器械 …… 20
- F. 鑑別診断 ——— 23
  1. 脊椎関節炎 …… 23
  2. シェーグレン症候群 …… 24
  3. 関節リウマチ …… 24
  4. リウマチ性多発筋痛症 …… 25
  5. 全身性エリテマトーデス（SLE） …… 26
  6. その他の膠原病（結合組織病） …… 26
  7. 各種の整形外科的疾患 …… 27
- G. 薬物療法 ——— 28
  1. SSRIの効果に関する研究 …… 30
  2. SNRIの研究について …… 34
  3. SSRIなどの副作用の問題 …… 34
- H. リハビリテーション 代替治療 喫煙 睡眠障害 ——— 35
  1. リハビリテーション，代替療法 …… 35
  2. 喫煙と線維筋痛症 …… 37
  3. 睡眠障害 …… 37
- I. 認知行動療法 ——— 38
- J. 予後 ——— 39

第Ⅲ章　線維筋痛症の各種病態

- A．メカニカルストレス ——————————————————— 45
    - 1．調査 …………………………………………………… 45
    - 2．考察 …………………………………………………… 47
- B．頸椎外傷と線維筋痛症 ————————————————— 52
- C．外陰部痛 ———————————————————————— 58
- D．口腔顔面痛 ——————————————————————— 62
- E．透析患者における線維筋痛症 ————————————— 66
    - 1．透析患者の線維筋痛症の頻度 ……………………… 66
    - 2．透析患者に線維筋痛症を起こす誘因の調査 ……… 67
    - 3．透析線維筋痛症における各種の調査 ……………… 70
- F．戦争，PTSD，虐待，高齢化社会と線維筋痛症 ———— 74
    - 1．PTSDと線維筋痛症 …………………………………… 74
    - 2．同時多発テロ事件と線維筋痛症の報告 …………… 75
    - 3．性的虐待と線維筋痛症 ……………………………… 76
    - 4．青壮年期の線維筋痛症 ……………………………… 77
    - 5．高齢者の線維筋痛症 ………………………………… 79
    - 6．まとめ ………………………………………………… 80
- G．各種疾患に合併した線維筋痛症 ———————————— 82
    - 1．慢性疲労症候群を合併した症例 …………………… 82
    - 2．脊椎関節炎に線維筋痛症が合併した症例 ………… 83
    - 3．関節リウマチに線維筋痛症を併発した症例 ……… 84

　　索　引 ………………………………………………………… 89
　　あとがき ……………………………………………………… 93

第 I 章

線維筋痛症とは

はじめに

　線維筋痛症は研究者の間でもそれぞれの医師の考え方にかなりの幅がある。欧米のリウマチ科外来では全患者の 20 ～ 30 ％を線維筋痛症が占めているといわれる。最近，日本でもこの病名がさまざまな経緯を経て知られることになった。しかし，本疾患が徐々に国内に浸透するに従い，色々な問題が出現してきている。

　一人の患者を診るにあたり，多くの疾患が線維筋痛症に先んじて存在することが多く，すべての症例が線維筋痛症の単独発症とは言い難く，根底にあるものに気づかれなければ治療が充分に施されず，症状がいたずらに長期化することが多い。

　アメリカリウマチ学会の分類基準では他の疾患があっても線維筋痛症は除外されないという表現がされているので，まずは線維筋痛症と診断することは誤りではないが，他の疾患が根底にないかを探すことは非常に重要な医療行為であると考えられる。

A　疾患概念をめぐって

　欧米では数多くの研究報告があるが，わが国でも報告が増え[1,2]，1990 年代には多数例の研究は行岡ら[3]と Nishikai[4]の報告がみられたのみであるが，最近では報告が増え，臨床医に対する教科書も発刊された[5]。しかし，本症が一般血液検査あるいは免疫学的検査でも異常がみられず，また，客観的な診断の手順は圧痛点のみであることから，疾患としての単位に疑問符をつける医師もいまだに存在する。

　線維筋痛症患者は筋骨格症状として四肢あるいは体幹の疼痛を訴えるが，それ以外にも多彩な随伴症状を訴える。四肢，体幹の疼痛症状を専門に診る整形外科を受診した場合，他の随伴症状は整形外科では通常取り上げられることは少ない。

　患者は dermatome に一致しない，あるいは神経学的に説明の難しいしびれ感を訴えることが多く，また，不眠，ゆううつ感など症状が多彩なので，整形外科では対応が難しく感じられることが多い。病歴聴取の段階で医療側は対応に苦慮することになる。

ある線維筋痛症患者一人の病名を確認してみると，脳神経外科で緊張性頭痛，婦人科で月経前緊張症，更年期障害，眼科でドライアイ，内科で自律神経失調症，過敏性大腸症候群，整形外科で腰痛症，心療内科で不眠症，など線維筋痛症に関連した多数の病名がリストにあがってくる。

診断の際の問題であるが，線維筋痛症という診断だけでよいかという問題がある。各種運動器系疾患の合併が顕著にある場合はそれらを優先しなければならない。特に脊椎関節炎などは見過ごされやすい。線維筋痛症という診断は下されたが，脊椎関節炎が根底にある場合は両面からのアプローチが大切である。投与する薬剤もこの観点から検討すると薬剤の選択肢が増してくる。また，結合組織病のなかで，シェーグレン症候群あるいは強皮症，CREST症候群などは看過されることが多いので注意が必要である。

現在でも，疾患というより状態のひとつではないかと考える研究者も少なくはない。Clauwらは各種のリウマチ性疾患に合併するが[6]，discrete disease（単独の疾患）という立場を崩していない[7]。

B 線維筋痛症の歴史

線維筋痛症という言葉は最近，日本でも広く使用されるようになったが，古くは結合織炎（fibrositis）と呼ばれていた。1904年にWilliam Gowersが論文を発表したと言われている[8]。Moskowitz RWの著書に膠原病の初期には結合織炎（fibrositis）の症状が出現することがあると記載されている[9]。

その後，1990年にアメリカリウマチ学会 線維筋痛症分類基準が発表され，以後，国際的にもこの分類基準が使われるようになり，各国の研究が発展した。日本では1970年代の神中整形外科に結合織炎の記述がある[10]。1990年代には国内外で線維筋痛症候群（fibromyalgia syndrome）と呼ばれていたが，2000年前後には線維筋痛症（fibromyalgia）という短い病名が好んで使われるようになった。

C 病因

病因に関しては確定的なことは現在のところ不明である。疼痛部位における局所の病理学的研究でも有意な所見は見つかっていない。画像における調査で

Yunus ら[11]は 20 例の線維筋痛症患者に対する PET による調査を行い，患者群とコントロール群で有意な異常は認められなかったと報告している。

一方，SPECT（single-photon-emission computed tomography）を用いた研究では脳内の視床あるいは尾状核の血流低下が報告されている[12]。また，Kwiatek らは SPECT により女性線維筋痛症患者と正常群の比較では視床と橋における脳血流の減少が認められたと報告している[13]。

通常，身体の疼痛は視床から大脳皮質の体感覚野へ刺激が伝わり，疼痛を感じるといわれているが，線維筋痛症の疼痛は体感覚野で感じることはない。線維筋痛症の患者ではないが，不安神経症のあるタイプ（obsessive-compulsive disorder）の患者に帯状回切除術を施行したところ，疼痛が緩和されるどころか異常な疼痛増強がみられたという報告がある[14]。線維筋痛症の場合も従来とは異なる疼痛経路が考えられている。

また，20 例の線維筋痛症患者に対して Voxel-based morphometry（VBM）を使った調査が行われた。ワーキングメモリーおよび非言語的メモリー（non-verbal memory）についてコントロール群と比較したところ，線維筋痛症患者では神経認知障害が示唆され，前頭葉と前帯状回の不調が疼痛に関与している可能性が報告されている[15]。

線維筋痛症患者では脳脊髄液中の P 物質（substance P）が多くなることが報告されている。P 物質は 11 個のアミノ酸からなる神経ペプチドで，末梢神経から中枢神経への痛覚情報の伝達をすることで知られているが，線維筋痛症患者の血清中では P 物質の上昇はみられない[16,17]。

前頭葉から大脳辺縁系そして視床への影響が問題となる。その後，下垂体から分泌されている各種のホルモン，ACTH，GH，TSH，LH，FSH などに影響を与え，その中枢からでたホルモンが，末梢の内分泌臓器に影響を与える。その後，コルチゾール，IGF-1，甲状腺ホルモン，男性ホルモン，女性ホルモンなどに影響が出て，各部位に異常が出現する[18]。

最近では functional somatic syndrome という概念が提唱されている。その中には慢性疲労症候群，線維筋痛症，過敏性腸症候群，間質性膀胱炎，月経前症候群，側頭顎関節症候群，胸痛症候群，化学物質過敏症，反復性緊張症候群（Repetitive strain injury：RSI）など多くの機能的異常をきたす疾患があげられている[19]。

D 疫学

本疾患の有病率はGoldenbergが1％[20]，Wolfeらは2％[21]と報告している。一方，わが国の有病率は1.7％と報告されている[22]。本邦での男女比は1：4.8であり，女性の頻度が高い。年齢分布は30歳代から50歳代の女性が多く，平均年齢は51.5±16.9歳と報告されている[22]。

1998年当時，篠ノ井総合病院リウマチ・膠原病センターで加療していた結合組織病およびその近縁疾患の患者約800名のうち，線維筋痛症は68名であり，外来患者に占める比率は，約8％であった。その後，筆者が線維筋痛症のホームページ[23]を公開して10年を経過した。この間，千数百名の広範囲疼痛を訴える患者が当科を訪れた。ほとんどの症例はアメリカリウマチ学会 線維筋痛症分類基準の圧痛点数が11ヵ所以上であった。女性の比率は男性の5倍以上の印象である。

文　献

1) 本郷一郎：結合織炎症候群．リウマチ病セミナー Ⅰ，永井書店，大阪：95-111, 1990.
2) 小林茂人，飯島克順，田中光彦，他：結合織炎症候群（Fibromyalgia/fibrositis syndrome）の1症例．リウマチ 31：206-211, 1991.
3) 行岡正雄，脇谷滋之，田辺　誠，他：結合織炎症候群（Fibromyalgia syndrome）の検討．臨床リウマチ 3：80-86, 1990.
4) Nishikai M：Fibromyalgia in Japanese. J Rheumatol 19：110-114, 1992.
5) 西岡久寿樹：線維筋痛症の現状と展望．線維筋痛症ハンドブック，日本医事新報社，東京，2007.
6) Clauw DJ, Katz P：The overlap between fibromyalgia and inflammatory rheumatic disease：when and why does it occur? J Clin Rheumatol 1：335-342, 1995.
7) Clauw DJ：Fibromyalgia：update on mechanisms and management. J Clin Rheumatol 13 (2)：102-109, 2007.
8) Clauw DJ：Fibromyalgia：Defining the disorder and its diagnostic and treatment approaches. (Medscape http://www.medscape.com/viewprogram/8444_pnt)
9) Moskowitz RW：Neck pain. Clinical rheumatology, 270-281, Philadelphia, Lea and Febiger, 1982.
10) 天児民和：結合織炎（fibrositis）．神中整形外科，南山堂，東京，1976.
11) Yunus MB, Young CS, Saeed SA, et al.：Positron emission tomography in patients with fibromyalgia syndrome and healthy controls. Arthritis Rheum 51：513-518, 2004.

12) Mountz JM, Bradley LA, Modell JG, et al.：Fibromyalgia in women. Abnormalities of regional cerebral blood flow in the thalamus and the caudate nucleus are associated with low pain threshold levels. Arthritis Rheum 38：926-938, 1995.
13) Kwiatek R, Barnden L, Tedman R, et al.：Regional cerebral blood flow in fibromyalgia：single-photon-emission computed tomography evidence of reduction in the pontine tegmentum and thalami. Arthritis Rheum 43：2823-2833, 2000.
14) Greenspan JD, Coghill RC, Gilron I, et al.：Quantitative somatic sensory testing and functional imaging of the response to painful stimuli before and after cingulotomy for obsessive-compulsive disorder（OCD）. Eur J Pain 12：990-999, 2008.
15) Luerding R, Weigand T, Bogdahn U, et al.：Working memory performance is correlated with local brain morphology in the medial frontal and anterior cingulated cortex in fibromyalgia patients：structural correlates of pain-cognition interaction. Brain 131：3222-3231, 2008.
16) Russell IJ, Orr MD, Littman B, et al.：Elevated cerebrospinal fluid levels of substance P in patients with the fibromyalgia syndrome. Arthritis Rheum 37：1593-1601, 1994.
17) Reynolds WJ, Chiu B, Inman RD：Plasma substance P levels in fibrositis. J Rheumatol 15：1802-1803, 1988.
18) Pillemer SR, Bradley LA, Crofford LJ, et al.：The neuroscience and endocrinology of fibromyalgia. Arthritis Rheum 40：1928-1939, 1997.
19) Peter Manu：Definition and etiological theories. Functional somatic syndrome. Cambridge University Press, 1998.
20) Goldenberg DL：Fibromyalgia, chronic fatigue, and myofascial pain syndromes. Curr Opin Rheumatol 4：247-257, 1992.
21) Wolfe F, Ross K, Anderson J, et al.：The prevalence and characteristics of fibromyalgia in the general population. Arthritis Rheum 38：19-28, 1995.
22) 松本美富士：線維筋痛症の疫学. Pharma Medica 24（6）：35-39, 2006.
23) 著者による線維筋痛症ホームページ　http://fibro.jp/

第 II 章

線維筋痛症の診断と治療

A 線維筋痛症の病態

　2000年11月にフィラデルフィアで行われたアメリカリウマチ学会では線維筋痛症の研修会が1日かけて行われた。Daniel Clauwは以下の内容を講演した。線維筋痛症の原因は不明であるが，次のような誘因が考えられるという。遺伝的素因はあるものの，ライフイベント（人生における事象）が影響してくるという。悪影響を与える事象として，彼が挙げていたのは以下の項目である。

新生児期の疼痛	neonatal pain
小児期の病気	childhood illness
幼児虐待	child abuse
十代における葛藤や混乱	teenage turmoil
多数回にわたる手術	multiple operations
片頭痛	migraine
子宮内膜症	endometriosis
うつ的状態	depression
過敏性大腸炎	irritable bowel syndrome
度重なる外傷	repeated injuries
心的外傷後ストレス障害	PTSD：post-traumatic stress disorder
急性外傷	acute injury
全身性炎症性疾患	systemic inflammation

　最近，日本でも注目されている幼児虐待などは，線維筋痛症の発病の誘因という立場からみても，その子どもの将来に悪影響を与えることになる。そのほか手術や外傷などのメカニカルストレス，PTSD，全身性炎症性疾患などに関しては本書でも述べてあるので参照していただきたい。

　また，疼痛に関する分類についても述べた。いわゆる通常の疼痛との比較である。

1）感覚受容器からの疼痛（Nociceptive Pain）

　これは通常の関節炎，たとえば，変形性関節症などに由来した疼痛である。

2）神経由来の疼痛（Neuropathic Pain）

　椎間板ヘルニアなど軟骨や骨の突出が神経線維を刺激して起こる疼痛。

表1 線維筋痛症のステージ分類試案（厚生労働省研究班）

ステージⅠ	米国リウマチ学会診断基準の18箇所の圧痛点のうち11箇所以上で痛みがあるが，日常生活に重大な影響を及ぼさない	58（44%）
ステージⅡ	手足の指など末端部に痛みが広がり，不眠，不安感，うつ状態が続く。日常生活が困難	41（31%）
ステージⅢ	激しい痛みが持続し，爪や髪への刺激，温度・湿度変化など軽微な刺激で激しい痛みが全身に広がる。自力での生活は困難	13（9.8%）
ステージⅣ	痛みのため自力で体を動かせず，ほとんど寝たきり状態に陥る。自分の体重による痛みで，長時間同じ姿勢で寝たり座ったりできない	12（9.1%）
ステージⅤ	激しい全身の痛みとともに，膀胱や直腸の障害，口の渇き，目の乾燥，尿路感染など全身に症状がでる。普通の日常生活は不可能	8（6.1%）

西岡久寿樹：線維筋痛症の現状と展望．線維筋痛症ハンドブック，日本医事新報社，東京：2-12, 2007．

3）交感神経性の疼痛（Sympathetic Pain）

反射性交感神経性ジストロフィー（RDS：reflex sympathetic dystrophy）の場合に起こる疼痛であり，骨萎縮や皮膚の異常もみられる。

4）中枢神経の中で感じる疼痛（Central Sensitization）

これが線維筋痛症の疼痛であると考えられている。感覚受容器を通さない疼痛（Non-nociceptive pain）という概念である。

一般に疼痛は身体各部の炎症などの侵害刺激が痛覚受容器に伝わり，その刺激が脊髄を上行して，脳の大脳皮質体性感覚野に到達し「痛い」と感じるというのが通常の疼痛の経路である。しかし，線維筋痛症の疼痛は従来の疼痛経路ではないと考えられている。最近ではwind-up現象による疼痛の重積で説明しようとする考え方もある[1]。

また，厚生労働省線維筋痛症研究班では線維筋痛症のステージ分類（表1）が提示されている[2] ステージⅠあるいはⅡが圧倒的に大多数を占める。

B 線維筋痛症の診断とその周辺

線維筋痛症の患者の場合，さまざまな既往歴があるが，なかには心療内科的，あるいは精神科的問題を持っている患者も少なくはない。内科的な問題は影響が少ないようであるが皆無とはいえず，また，心理的な問題が解決したから即

座に症状が改善するというものでもない．症状の推移は多様であり，全快する症例もある半面，ほとんど症状は変わりない症例もある．人間関係の多くのトラブルは心理的，精神的な要素が多く，早期解決は困難であることが多い．専門外の医師にとってはいたずらに時間がかかるという問題も生じてくる．

　筆者も当初，線維筋痛症の相談に来られた関東地方在住の米国人女性に対して，2時間面接を試みたことがある．慣れない英語を使い家庭内，あるいは職業上の問題点などに面接を試み，問題点をある程度浮き彫りにすることが出来た．この女性は最後には深く感謝して帰られたが，私自身はリウマチ科における線維筋痛症患者の診療の限界を悟らざるをえなかった．他県から来るという患者に特別に午後の時間を空けて，予約をしておき，面接を行ったわけであるが，すべての患者にそのような対応を行う訳にはいかない．現在，近隣の患者に加えて連日県外からの予約患者が何人も受診する状態では，そのような診療は全く困難と言わざるを得ない．また，地元地域の患者からもクレームが出るようになり，地域医療で成り立つ市中病院では通常診療の限界を遙かに超えている．

　患者自身の現在の生活にはほとんど大きな問題はないが，過去に厳しい体験をして，PTSD（post-traumatic stress disorder：心的外傷後ストレス障害）の状況にある患者もいる．日常，患者の話を聞いてみるとほとんどの症例がさまざまなつらい人生経験を背負っている．

　遠方から受診する患者で，人間関係の苦労話や医療機関でつらい目にあったことを書面で説明する患者を度々経験するが，そういった患者のX線写真を撮影したところ紛れもない強直性脊椎炎が認められたというケースもまれではない．

　心因的な問題に重きを置きすぎると心療内科的治療しか受けられず，治療が頓挫してしまうこともある．根底に関節リウマチあるいは強直性脊椎炎などリウマチ性疾患が存在する症例には適切な処方がされるべきである．

　通常のリウマチ科診療では心療内科的問題まで立ち入ることは非常に困難である．日本における保険診療では一人一人のすべての患者に30分から1時間の診療時間をかけることは全く不可能ではないが，医療経済が成り立ってゆかないことも心得ておく必要がある．

　もちろん，患者の診察に時間をかけるだけでよい診療が出来るわけではないが，日本国内の医師一人が診る患者数が多すぎるのは深刻な問題である．医師

不足は産科，小児科，救急科だけでの問題ではない。米国の市中病院並みの診療を行うには現在の日本の医療体制を含めて，医療経済の問題をクリアしないことには困難が常に付きまとう。

　各論的な問題は本書の後半の項目を参照していただきたい。各種の問題に関してデータをもとに考察を述べた。線維筋痛症の総論的な問題に関してはいまだに不明，あるいは未確定の部分が多い。病因論，診断学，症候学，それぞれにさまざまな意見がある。

　実際，線維筋痛症の疾患概念に対して懐疑的な医師も相当数存在する。筆者はもちろん，線維筋痛症の存在を信じているが，重症者は脊椎関節炎に線維筋痛症が合併した状態が多いという印象である。線維筋痛症のサイトを公開してから広範囲疼痛を訴える患者が千数百名以上受診されたが，遠方から受診する患者を診察すると線維筋痛症の単独発症という患者は多くはない。一方，近隣の患者の中には線維筋痛症の単独症例という患者も多い。線維筋痛症の単独発症の患者は日常生活動作についてはほとんど支障がなく，疼痛などのためQOLが悪いという症例がほとんどであった。医療側が思いやりをもって接することにより，改善状況は良好であり，身体障害者になる可能性は少ない。

　脊椎関節炎の中で，未分化型脊椎関節炎（undifferentiated spondylarthritis：uSpA）は仙腸関節のX線所見が明確でないというだけで，他の部位では画像所見が確認されることが多く，最近の疾患概念の変化にCT，MRIあるいは超音波などのテクノロジーの進歩が影響を与えている。線維筋痛症の単独発症の症例は通常の画像所見，検査所見，あるいは他覚的腫脹が確認されることはない。

　欧米でも脊椎関節炎の専門医は線維筋痛症について言及することが多く，症例報告でも初期には線維筋痛症とされていたという記述がみられる。特に強直性脊椎炎に関しては改正されたニューヨーク診断基準が1984年に提唱され[3]，徐々に疾患概念の変革が受け入れられている。

　外傷が引き金になることもあり，交通外傷で頸椎捻挫を起こす相当数の症例で線維筋痛症が出現する。保険会社調査員などが対応に苦慮している。

　手術などのメカニカルストレスが線維筋痛症の引き金となることがある。整形外科では脊椎外科手術，あるいは人工関節の手術の後で線維筋痛症を発症したと考えられる症例も時に遭遇する。メカニカルストレスの章に報告を載せ

た。

　線維筋痛症の疼痛の原因は不明といわれている。疼痛箇所の画像所見，生検などによっても異常所見がみられないことも一因である。整形外科，リウマチ科では画像検査あるいは神経学的検査で原因の特定できない疼痛を心因性疼痛と判断し，精神科，あるいは，心療内科に即座に紹介される場合が少なくない。

【コラム】

整形外科医，リウマチ医の視点

　広範囲疼痛を訴える患者を診察する場合にはリウマチ性疾患の知識と経験が必要である。疼痛が広範囲であるからといって，即座に線維筋痛症という診断に至ることは賢明ではない。
　どのような手順が必要であるかを述べてみたい。
1) 疼痛部位，こわばりの部位，腫れている部位がないかどうかを問診する。また，日内変動も確認する。
2) 皮膚疾患の有無も聞くべきである。
3) こわばりはいつからか，患者は最近の事象しか言わないことがあり，幼少の頃，あるいは，青年期，壮年期にかけて質問する必要がある。また，どのような診断がついていたかも聞くことが大切である。肩こり，腰痛（ぎっくり腰），あるいは慢性的に続く腰背部痛などは患者が敢えて述べないことがある。
4) 四肢・体幹の身体所見をとることが必要であるが，従来行われていた整形外科的な診察のみでは不充分である。アキレス腱，膝蓋靱帯，烏口突起，胸鎖関節，仙腸関節などは触診して圧痛，あるいは視診で腫脹，発赤の有無を確認することは重要である。
5) 付着部炎が顕著であり，腫脹もみられる場合は線維筋痛症の単独発症でないことが多い。アキレス腱あるいは膝蓋靱帯の超音波検査も有用である。
6) 対称性の手指MP関節あるいはPIP関節の紡錘形腫脹がみられる場合は関節リウマチを疑う。
7) 手部のソーセージ様の腫脹，両手関節の側副靱帯周辺の腫脹あるいは圧痛が顕著である場合も脊椎関節炎による付着部炎の可能性が高い。
8) 広範囲疼痛患者ではX線撮影を疼痛部位以外に，腰椎2方向，あるいは仙腸関節の正面像を撮影することは有用である。筆者が脊椎関節炎を強く疑う場合は頸椎，胸椎，腰椎それぞれ2方向，および仙腸関節正面像の7枚を撮影する。
9) X線像を読む場合には従来の変性像に注目するのみではなく，膝蓋棘，踵骨棘などの他，四肢付着部の硬化像，あるいは脊椎靱帯棘，仙腸関節の硬化像，びらん，癒合像などに注意したい。

心理学的な要素を何も検討しないまま，「心因性」疼痛という表現が安易に使われていることに警鐘が鳴らされている．特に内科，整形外科，リウマチ科などの身体医による通常の面接の範囲で「心因性疼痛」という診断がつくはずはなく，「心因性疼痛」という診断がつくには性格や環境要因を充分に分析する必要があると宮岡は述べている[4]．

環境あるいはさまざまなライフイベントにより疼痛が増強することはよく知られているが，これは増強因子であって，病因ではない．身体的な診察や検査が不十分なまま，患者の疼痛を受け入れず，心療内科，あるいは精神科に紹介された症例を筆者はこの10年で数多く経験した．

線維筋痛症と診断されていた強直性脊椎炎の症例
【症例1】48歳　男性　事務員
【主訴】全身広範囲の疼痛としびれ感
【既往歴】32歳　腰部椎間板ヘルニア，38歳　頸部椎間板ヘルニア
【家族歴】特記すべきことはなかった
【経過】2007年1月両手指，両膝関節，両足趾など全身広範囲の疼痛が出現した．

同年2月近医のリウマチ科，および整形外科を受診するも異常がないといわれ，同年5月心療内科を受診し，線維筋痛症と診断された．その後，大学病院を受診し，同様の診断を受けた．

2008年8月しびれ感に対する精査のため当科を受診した．

理学所見ではアメリカリウマチ学会　線維筋痛症分類基準の圧痛点は18ヵ所陽性であったが，四肢・体幹の多発性付着部炎が顕著であり，とくに両アキレス腱周囲，両膝蓋靱帯周囲の腫脹は顕著であり，両胸鎖関節，両手関節，両足関節にも軽度の腫脹が認められた．脊椎棘突起および，肋横突関節にも圧痛がいちじるしかった．仙腸関節の圧痛は極めて顕著であり，ショーバーテストは1.6cm，胸郭拡張テストも1.6cmと陽性であった．X線所見では両仙腸関節炎が疑われた．改正ニューヨーク診断基準では右が2度，左は3度の所見であり，強直性脊椎炎と診断した．薬物療法は既存の薬物にボルタレン錠®，プレドニゾロン錠を追加した．10月には東京都福祉保健局へ強直性脊椎炎，臨床調査個人票を申請し，手帳が交付された．その後，都内の大学病院へ通院中である．

C 症状

　線維筋痛症の症状は全身痛と疲労感を主として多彩な症状を呈する。慢性的な広範囲の四肢体幹の疼痛を訴える他に，疲労感，睡眠障害あるいは朝のこわばりを訴える。胃腸過敏症，レイノー症状，頭痛，自覚的な関節の腫脹，知覚異常および心理的異常を訴える。ときには関節リウマチに類似した症状が併存している場合もある[5]。

　線維筋痛症の症状は筋骨格症状と随伴症状に大きく分けられる。

　まず，筋骨格症状は上肢では肩から上肢の疼痛やしびれ感，股関節から大腿部，また，膝から下腿，足部の疼痛やしびれ感がある。また，体幹部では首から背部の疼痛やこわばり感，腰部と殿部の疼痛としびれ感がある。時に胸部痛，腹痛も出現する。また，関節痛，自覚的な関節の腫れなどのリウマチ症状を訴える場合もある。

　随伴症状では，眼の奥の疼痛，口腔の疼痛，顔面の疼痛，外陰部痛，そして，頭痛などのさまざまな疼痛症状がある。疼痛以外では不眠，疲労感，頻尿，下痢，便秘，月経困難，生理不順などの身体症状，不眠症，悪夢，焦燥感，不安感，ゆううつ感などの精神的症状，あるいは，全身のこわばり感，冷感，四肢のだるさ，眼球の乾燥感，口腔の乾燥感，などを訴えることがある。

　四肢・体幹各部位，あるいはその他の身体各所の疼痛状況について，次の点に注意が必要である。疼痛箇所が移動したり，疼痛強度の日内変動がみられることに注意が必要である。気候による疼痛状況の変動は通常よくみられることであり，寒冷による疼痛増強を訴える。また，疼痛についてはアロディニアについても注意したい。

【コラム】

アロディニア（Allodynia）

　異痛症と訳されている。

　疼痛は通常，皮膚あるいは筋肉などの軟部組織が損傷されて，その刺激が侵害受容器で受け止められて感じる。アロディニアはこのような末梢系の疼痛と区別され，痛覚過敏反応のひとつと考えられている。通常，疼痛が出現しない程度の刺激で痛みを感じる。他人の手がわずかに触れた程度でも疼痛が出現する。中枢神経系の異常により，疼痛閾値が非常に低下しているためといわれる。

D 診断と評価

　線維筋痛症が各種の結合組織病に合併することは知られており，問診については結合組織病全般の質問項目を整理し，初診時には患者が簡単に書き込めるようにすると見落としが少ない。

　線維筋痛症の診断に関して，一般の血液検査あるいは免疫学的検査では異常を認めることはなく，アメリカリウマチ学会 線維筋痛症分類基準をもとに行うことが一般的である。広範囲の疼痛に加えて，分類基準に定められた圧痛点を押す。圧痛部位はアメリカリウマチ学会 線維筋痛症分類基準では11ヵ所以上が陽性である。コントロール症例の調査でははるかに圧痛箇所は少なく[6,7]，圧痛点は診断にとって有効であると報告されている[8,9]。

　図1にアメリカリウマチ学会 線維筋痛症分類基準とその圧痛部位を示した。

　実際，確定診断にいたるまでは多くの除外診断と鑑別診断が必要となる。広範囲の疼痛を訴えてくる患者の大部分は，関節リウマチなどの膠原病を心配して受診する。各種のリウマチ性疾患は初期症状として線維筋痛症の症状を呈してくる症例は多い[10]。ただし，アメリカリウマチ学会では他の疾患が併存しても線維筋痛症は否定されるものではないとしている[11]。

　この分類基準の第1項には，四肢と体幹のすべてに疼痛をきたすという項目がある。しかし，診察の際にこの基準を満たさない症例は相当数存在する。必ずしもこだわる必要はない。時には疼痛症状が部分的である症例も多い。四肢痛，腰痛，あるいは背部痛だけの症例もある。

　通常診療における病状評価にはVAS（visual analogue scale）が使われる。簡便で使いやすいが，FIQ（線維筋痛症質問票）[12]は多角的な評価が可能であり，日本語版J-FIQが使用可能となった[13]。言語的妥当性および計量心理学的検証がされており，患者の経過観察のため国際的に広く使用されている。JFIQを使用の場合は登録制になっているので，事務局に申し込む必要がある。

連絡先：株式会社Argenes JFIQ事務局
〒105-0001 東京都港区虎ノ門 1-16-4 アーバン虎ノ門ビル 8F
TEL：03-3580-1703
FAX：03-3580-1700
ホームページ：http://www.argenes.co.jp/

E 検査

　通常の検査所見では異常はほとんどみられない。特に炎症のパラメーターである赤沈値，CRP，そしてMMP-3などが異常高値を示すことはない。

　しかし，線維筋痛症の症状は結合組織病（膠原病）に似た症状を示すことか

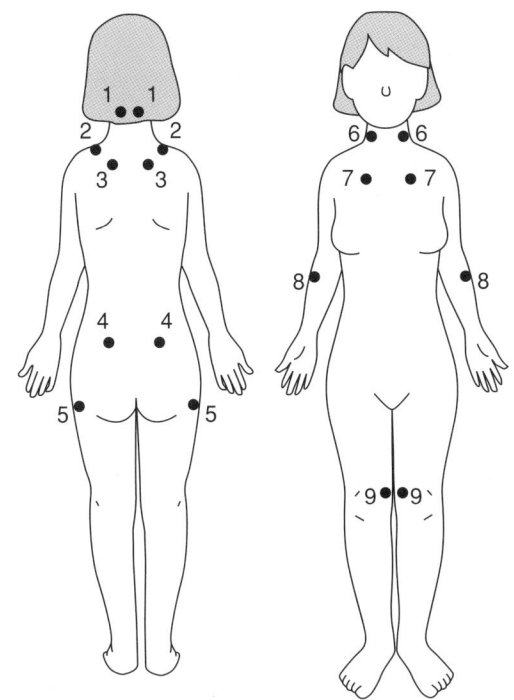

図1 アメリカリウマチ学会 線維筋痛症分類基準

1，「広範囲の疼痛」の既往がある。
　定義：疼痛は以下のすべてが存在するときに「広範囲疼痛」とされる。身体の左側，身体の右側，腰から上，腰から下の疼痛，加えて軸性の疼痛（頸椎，前胸部，胸椎，腰部）が存在すること。肩および殿部はそれぞれ属する側に含まれる。
2，手指の触診により疼痛を認める。
　定義：手指による触診で，図に示した18個のうち11ヵ所以上に疼痛が出現すること。
　　1，後頭部：両側後頭下筋の腱付着部
　　2，僧帽筋：両側僧帽筋の上縁中間部
　　3，棘上筋：両側筋起始部で，肩甲棘上の内縁近傍
　　4，殿筋：両側大殿筋の上外側部
　　5，両側大転子突起の後方
　　6，下部頸椎：両側第5頸椎から第7頸椎横突起間の前方
　　7，第2肋骨：第2肋骨肋軟骨接合部の外側上縁
　　8，外側上顆：外側上顆の遠位2cm
　　9，膝：両膝内側関節裂隙より近位部の脂肪体

　指による触診は約4kg。触診に際し，「少し痛い」以上であれば圧痛ありとする。上記1と2の基準を満たすと診断できる。広範囲疼痛は3ヵ月以上持続するが必要である。
　他に疾患があっても線維筋症の診断は除外されない。

The American College of Rheumatology 1990 criteria for the classification of fibromyalgia より一部改変して引用

ら，結合組織病の初期である可能性がある．したがって，症状から判断して，関節リウマチなど結合組織病のスクリーニング検査は行うべきである．特に乾燥症状が高度の場合はシェーグレン症候群を合併していることがある．血清学的に陰性の症例であっても症状によっては，耳鼻咽喉科，あるいは眼科受診を勧める必要がある．リウマチ性疾患など鑑別診断に関してはこの章の鑑別診断の項に記載した．

全身性エリテマトーデスの初発症状として線維筋痛症症状を呈した症例
【症例2】38歳　女性　主婦
【経過】1999年2月，首や肩のほか，全身の関節の疼痛があるという訴えで当院を受診した．レイノー現象や口腔内潰瘍なども出現した．腫脹関節はなく，アメリカリウマチ学会 線維筋痛症分類基準の圧痛点は18ヵ所が陽性であった．数日後，発熱して受診した．膠原病内科に紹介し，即日入院となった．検査所見では軽度白血球減少，血沈，CRPは正常範囲であったが，リウマトイド因子陽性，抗核抗体陽性，補体値の低下がみられた．入院後の検査結果では，抗SS-A抗体，抗リン脂質抗体強陽性など顕著な異常値が認められた．皮膚科受診により，蝶形紅斑などから全身性エリテマトーデスと診断された．
【症例の考察】一般に線維筋痛症では検査結果には異常がないといわれている．しかし，時には各種の結合組織病が基礎疾患として存在する場合があるので，必要な検査は行うべきである．内臓病変を合併しない全身エリテマトーデス，あるいはシェーグレン症候群にも線維筋痛症は合併する．根底にある基礎疾患を疑ってみることが大切である．

1．疼痛測定の器械
1）圧痛計　dolorimeter
　指による圧迫で疼痛が発現するが，圧痛レベルを計量的に測定する目的でdolorimeterを用いた計測が行われる．国内の会社で製作された，圧痛計の写真を示す（図2）．

連絡先：五十嵐医科工業株式会社
〒113-0033　東京都文京区本郷3丁目25番2号
TEL：03-3812-6101
FAX：03-3814-7069

dolorimeterの測定を行った症例
【症例3】34歳　女性　無職
【主訴】全身広範囲の疼痛

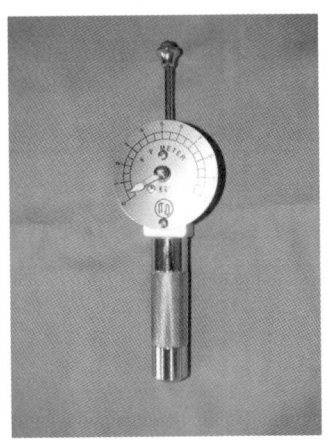

図2 疼痛計（dolorimeter）
疼痛計を使うと疼痛が出現する圧が測定できる。
1kg以下で疼痛反応がおこる場合もある。

【既往歴】原田病
【家族歴】特記すべきことはなかった
【現病歴】1998年から，全身広範囲の疼痛が出現し，近医を受診した．1999年夏，高度の疲労感が出現し，当科を紹介された．病状が進行したので，7月中旬に入院．疲労感は高度で，歩行は下肢のひきずり歩行であった．慢性疲労症候群と線維筋痛症の診断基準を全項目満たしていた．

　治療はボルタレンサポ®，インドメタシン坐剤など通常の抗炎症剤の効果がみられず，トリプタノール®も通常量では効果がみられなかった．ステロイド剤の点滴を追加し，トリプタノール®の増量を行い，退院することができた．

　圧痛計の測定では，7月の入院時の計測で両肘，項部などにおいて疼痛発現は0.5kg以下であった．退院時には両肘の疼痛発現レベルは0.7kgとなった．退院後，9月中旬には両肘1.4kgとなり，10月上旬は右肘1.5kg，左肘1.6kgと改善した．自覚的疼痛も自制できるまでに改善した．

【症例の考察】dolorimeterにより，圧痛の量的評価が可能である．この症例に関しては線維筋痛症の単独発症とは考えにくく，X線所見では軽度の仙腸関節炎もみられ，理学所見では多発性付着部炎が顕著であった．また，ぶどう膜炎の原因とされる原田病が既往歴にあることから，ぶどう膜炎関連の脊椎関節炎を発症し，続発性に線維筋痛症を発病したと考えられる．

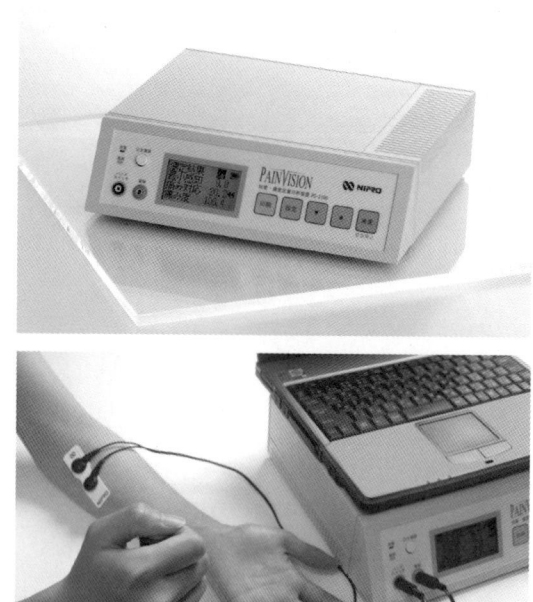

図3 Pain vision 実際の測定
写真提供：ニプロ株式会社

2) ペインビジョン

知覚・痛覚定量分析装置「Pain Vision（ペインビジョン）」は感じる痛みを数値化し，客観的な痛みを測定可能とする。パソコンに接続してデータを管理できる。

患者の四肢に電極パッドを装着し微弱な電気を流しながら，患者が患部の疼痛と同等レベルの刺激と感じるまで電圧を上げてゆき，その値を測定する。脳は同時に複数ヵ所に疼痛を感じると，より強い疼痛に気持ちが集中する。そのため「どちらの疼痛を感じるのか」を確認し，それを評価することにより数値化された電圧との比較を行う。通常，計測が困難といわれている疼痛を数値化することを目的としている（図3）。

3) 心理テスト

うつ状態など心理的評価にはSF-36，CES-D，MMPI（ミネソタ多面的人格目録検査）など各種心理テストが行われる。整形外科など運動器疾患を診療する科においては，このような検査をスムーズに実行できる施設は少ない。症

状などから患者の心理状態に問題があると判断した場合は心療内科あるいは精神科などに紹介することが必要と考える。

F 鑑別診断

　線維筋痛症は単独の疾患であるが、他の疾患が併存しても線維筋痛症は否定されるものではないとされている。現在、原発性線維筋痛症あるいは続発性線維筋痛症の判別が強調される機会は少ないが、実際の医療行為でこの判別をするか否かについては重要な問題を含んでいる。また、各種のリウマチ性疾患では初期症状として線維筋痛症の症状を呈してくる症例は多い。今回、鑑別診断として上げたリウマチ性疾患は線維筋痛症の症状を合併することが多い。広範囲疼痛の基礎となった疾患を調べることは、線維筋痛症の診断と治療において基本となるプロセスである。

1. 脊椎関節炎

　広範囲の疼痛をきたすことが多く、四肢・体幹に多発性付着部炎を認めることが知られている。疾患概念の変革により、従来考えられていたよりも多くの患者が存在することが気づかれている。強直性脊椎炎が代表的疾患であるが、乾癬性関節炎、掌蹠膿疱症骨関節炎、腸炎性関節炎、ぶどう膜炎由来の関節炎、反応性関節炎などが含まれる。皮膚病あるいは感染症などが先行せず、X線所見で仙腸関節炎が顕著でない場合は未分化型脊椎関節炎（undifferentiated spondylarthritis：uSpA）と呼ばれる。ヨーロッパでは脊椎関節炎の4割程度が未分化型脊椎関節炎と報告されている[14]。

　診断には2つの診断基準が利用されている。ヨーロッパ分類基準、アモール診断基準である。脊椎関節炎のプロトタイプである強直性脊椎炎の診断には改正ニューヨーク診断基準が使われる。血液検査で赤沈、CRP、MMP-3などが異常値を示さないこともある。画像所見において通常のX線写真では椎体方形化、脊椎の靱帯棘（syndesmophyte）、あるいは椎間関節の癒合、仙腸関節の不整、硬化、癒合などがみられる。我が国では、竹様脊椎（bamboo spine）の頻度は少ない。また、未分化型脊椎関節炎ではこれらの変化が顕著に現れないことが多い。

　脊椎関節炎で初期に炎症を起こす部位は、腱や靱帯の骨への付着部であり、

付着部炎という。症状は項部痛，背部痛，腰殿部痛，胸肋鎖骨部痛，股関節痛，膝関節痛，足関節痛，踵部痛など四肢・体幹に広範囲多部位の疼痛を訴える。また，軽度の発熱，体重減少，疲労感などもよくみられる。

多発性付着部炎がいちじるしい患者は，線維筋痛症の圧痛点が陽性に出ることが多く，関節の腫脹がみられない場合は線維筋痛症の単独発症とされている症例が多い。

鑑別のポイントは次の通りである。理学所見では四肢・体幹付着部の腫脹・圧痛を確認する。アメリカリウマチ学会 線維筋痛症分類基準の圧痛点と近い部位もあるので注意が必要である。画像所見ではX線所見で脊椎・仙腸関節の所見，MRIでは脊椎，肩関節，足部のSTIR法が参考になる。検査で炎症所見が明確な場合は線維筋痛症の単独発症ではない。

2. シェーグレン症候群

線維筋痛症には乾燥症状を訴える症例が多く，シェーグレン症候群などの結合組織病が合併することがある。線維筋痛症は通常の検査所見ではほとんど異常がない。シェーグレン症候群を疑った場合はリウマトイド因子，抗核抗体，抗SS-A抗体，抗SS-B抗体，などを施行する。血清学的に陰性でも症状が高度な場合は，耳鼻咽喉科，あるいは眼科受診を勧める。ガムテストは簡便なので施行してみるとよい。耳鼻咽喉科ではサクソンテスト，唾液腺造影，唾液腺シンチグラフィー，唾液腺生検，唾液腺MRI，眼科ではシルマーテスト，蛍光色素試験，細隙灯顕微鏡検査などが行われる。シェーグレン症候群には1999年の分類基準[15]がある。症状および血清学的検査などからシェーグレン症候群を疑った場合は耳鼻咽喉科および眼科の専門医受診を勧める。シェーグレン症候群も従来考えられていたよりも高頻度で存在することが知られている。

3. 関節リウマチ

膠原病（結合組織病）のひとつであり，多発関節炎を起こす代表的な疾患である。初期には線維筋痛症に似た症状を呈することがあり，また，経過中にも線維筋痛症の合併は相当数にみられる。好発年齢は30代～50代の働き盛りの女性であり，発病のピークは40歳代である。男女比は1対4，有病率は0.4～0.5％といわれ，日本には約70万人の患者がいると推定されている[16]。

初期には朝の手指のこわばりが特徴的であり，手指の関節が左右対称的に腫

脹することが多く，特に第二関節（近位指節間関節）が紡錘形に腫れる。病状の進行とともに手関節，肘関節，膝関節，足関節，脊椎などに波及する。腫脹は滑膜炎が生じているためであり，炎症性肉芽（パンヌス）が関節軟骨から侵入して骨内にいたる。そのため関節軟骨のみならず，骨の破壊が起こる。

診断にはアメリカリウマチ学会分類基準（1987年）が使われる。検査所見ではリウマトイド因子が陽性になることが多く，80％程度が異常高値を示す。X線診断では関節裂隙の狭小化，あるいは関節近傍の骨萎縮，あるいは骨のびらん（虫食い像）を確認する。骨破壊が進行すると関節の亜脱臼がおこり，重大な関節機能障害を生ずる。

線維筋痛症との鑑別には上記の理学所見，あるいはX線検査による関節所見，検査所見では赤沈，CRP，リウマトイド因子，MMP-3，抗CCP抗体などを確認することが重要である。

4. リウマチ性多発筋痛症

全身症状，筋肉症状，関節症状が主症状である。発病時の平均年齢は65歳程度であり，高齢者に好発する。男女比は1：2と女性に多い。巨細胞性動脈炎が60〜70歳代を中心に高齢者に多発する。

リウマチ性多発筋痛症では，全身症状，筋肉症状，関節症状が急速に出現して，2週間程度の短期間に病勢は最大になる。全身症状としては，発熱，食欲不振，体重減少，全身倦怠感，抑うつ症状がある。筋肉痛は頸部，肩周囲，腰部，殿部，大腿部にみられる。筋肉には赤みや腫れなどはなく，筋力低下もみられない。関節症状は，主として肩，膝，手関節あるいはその周囲にみられ，関節腫脹は少ない。検査所見では赤沈値，CRPの異常高値がみられる。治療ではステロイド剤に対する反応が良好である。内服後，速やかに症状が軽快する。しかし，再発もありうるので，ステロイド剤の漸減は慎重に行われるべきである。一方，巨細胞性動脈炎は，早期に治療が開始され，病状の進行が限られたものであれば，コントロールされることが多い。

線維筋痛症との鑑別には赤沈，CRPの異常高値を確認すると容易である。また，筋痛以外に発熱などがみられることもある。線維筋痛症はステロイド剤による効果はないとされている。

5. 全身性エリテマトーデス（SLE）

SLE患者には線維筋痛症がよく合併するといわれている。45％が線維筋痛症の症状を訴え，22％がアメリカリウマチ学会 線維筋痛症分類基準のcriteriaに合致していたともいわれる[17]。

発熱，全身倦怠感，易疲労感など炎症を思わせる症状と，口腔内潰瘍，脱毛，関節痛，皮膚，腎炎などの症状が起こる。患者数は日本全国に2万人〜4万人程といわれている。

男女比は1：9ほどで圧倒的に女性に多く，妊娠可能年齢に多い。小児，高齢者では男女比は近くなる。紫外線（海水浴，日光浴，スキーなど），風邪などのウイルス感染，外傷，外科手術，妊娠・出産，ある種の薬剤などが誘因となる。

症状は全身症状，脱毛，光線過敏症，皮膚症状（蝶型紅斑など），関節症状がみられる。そのほか腎など臓器障害が加わることもあるが，臓器障害のない軽症例もある。検査では一般血液検査，抗核抗体，抗-DNA抗体，抗Sm抗体，LEテスト，梅毒反応などの検査をする。

線維筋痛症との鑑別は臨床症状の出現，血液検査で白血球減少，リンパ球減少などの異常のほか，抗核抗体，抗-DNA抗体など自己抗体の出現を確認する。

6. その他の膠原病（結合組織病）

線維筋痛症の症状は結合組織病（膠原病）に似た症状を示すことから，結合組織病の初期である可能性を念頭において検査を進める。通常の結合組織病のスクリーニング検査は必要である。皮膚症状のなかでもレイノー現象，手指の皮膚硬化，嚥下障害，などは注意すべきである。混合性結合組織病（MCTD），CREST症候群を含む強皮症，多発性筋炎・皮膚筋炎などは注意を払うべきである。

強皮症，あるいはMCTDを疑う場合は，抗Scl-70抗体，抗セントロメア抗体，抗RNP抗体などを測定する。また，四肢の筋力低下など筋症状が高度である場合は多発性筋炎などの疑いがあるので，CPK，アルドラーゼなど筋原性酵素，抗Jo-1抗体などを調べる。多発性筋炎の場合，筋痛を訴えることがあるので，注意が必要である。いずれも専門医の受診を勧める。

7. 各種の整形外科的疾患

頸椎症，頸椎および腰椎椎間板ヘルニア，腰部脊柱管狭窄症，胸郭出口症候群など各種の絞扼性神経障害などは注意が必要である．また，合併もみられるので，広範囲疼痛という概念を念頭において診察することにより，線維筋痛症が外れることはないと考える．

【コラム】

多発性付着部炎と線維筋痛症の関連について

本邦に比して欧米では脊椎関節炎の研究が格段に進んでいる．広範囲疼痛の基盤に脊椎関節炎が存在することを見過ごすことにより有効な治療に行き着かないことがある．最近，筆者が行った調査結果を示してみたい[18]．

調査は広範囲疼痛を主訴として当科に通院中であり，初診時に脊椎関節炎と続発性線維筋痛症と診断された症例である．脊椎関節炎の病勢評価項目である多発性付着部炎と線維筋痛症の併存状況について調査した．

調査した症例は女性患者45例である．多発性付着部炎の評価項目として七川の提唱している部位[19]とMASES（Maastricht Ankylosing Spondylitis Enthesitis Score）の評価部位[20]を評価した．線維筋痛症の評価項目としてアメリカリウマチ学会 線維筋痛症分類基準の圧痛点を使用した．線維筋痛症，および多発性付着部炎の場合，決められた圧痛部位での患者の反応は，疼痛なしからジャンピングサインまでさまざまである．患者の反応について重み付けを行った．重み付けの点数は"疼痛反応点"として，指圧に対する疼痛のレベルを4段階にわけ，「痛みがない」を0点，「軽い痛みがある」を1点，「痛みがある」を2点，「強い痛みを感じる（痛みに体が反応する，声をあげる）」を3点として，それぞれの部位に疼痛の重み付けを行い，各部位の総合点を計算した．七川とMASESの合計点数に関しては"加重付着部点"，線維筋痛症については"加重FM点"とした．両者の相関係数は0.748であり，統計学的に有意な相関を認めた（$p < 0.005\%$）（図4）．

以上のように高度の相関を認めることから，多発性付着部炎と線維筋痛症は病因論あるいは病態的には異なるものの，圧痛レベルおよび圧痛部位についてはかなり近似したものと考えられる．

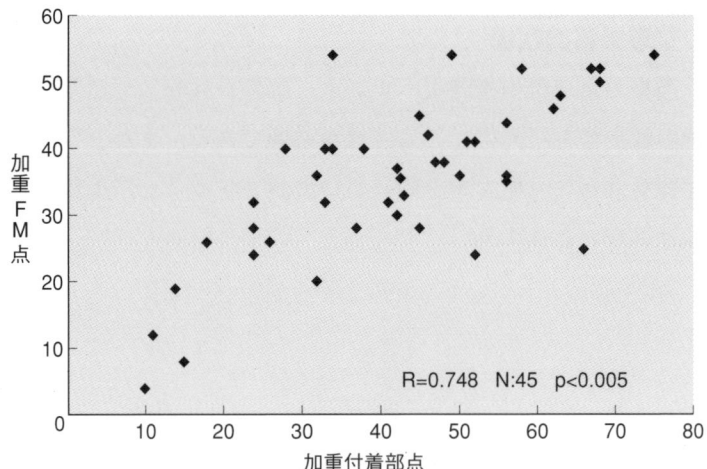

図4 加重付着部点と加重FM点の散布図
- 相関係数：0.748 N：45 p＜0.005
- 加重付着部点：七川とMASESの圧痛部位に疼痛反応点を加重した合計点数。
- 加重FM点：線維筋痛症圧痛部位の疼痛反応点を加重した合計点。

浦野房三：臨床痛の要因分析：線維筋痛症・脊椎関節炎の病態と臨床．25（9）：理学療法，1331-1336, 2008.

G 薬物療法

　治療には薬物療法，運動療法，そして，心理療法が挙げられる。近年，各種の薬物療法が考えられている[21]。日本では薬物療法と運動療法が主である。

　薬物療法は次に挙げる3段階が考えられる。まず，第1段階として，抗炎症剤，第2段階として抗うつ剤，第3段階として抗けいれん剤である。効果がなければ即座に第1段階から第2段階，そして第3段階と次の段階に上げていくことが勧められるわけではなく，患者の状態をみながら，抗不安薬や，睡眠剤が試されたりすることが多い。

　第1段階の抗炎症剤であるが，ボルタレン®，インフリー®，ナイキサン®などの抗炎症剤がまず投与される。また，ノイロトロピン®注射薬も下行性疼痛抑制系の賦活化により効果がみられる。1％キシロカインなどの局麻剤にノイロトロピン®1筒ないし2筒を混入し，21ゲージ針でトリガーポイントに注射することも効果的である。また，デカドロン®などのステロイド剤を局所麻酔薬に混入してトリガーポイントに注射することもよい[22]。局所注射以外には生

理的食塩水100mlにノイロトロピン®あるいはステロイド剤を混ぜて点滴静注することも効果がある。

　第2段階の抗うつ剤については次のように考えられている。初期にはドグマチール®などが投与されることが多い。効果が十分でない場合は次の段階として，ルボックス®（デプロメール®）などSSRI（選択的セロトニン再取り込み阻害薬），そして，トレドミン®などSNRI（セロトニンノルアドレナリン再取り込み阻害薬）の投与である。これらのSSRI，SNRIは下行性疼痛抑制系を賦活化するといわれている。

　従来から三環系抗うつ剤のトリプタノール®の有効性が確認されており，効果については評価が定まりつつある[21]。しかし，三環系抗うつ薬による副作用として抗コリン作用があり，尿量の減少，胸部症状などが出現する。特に年配者に対しての投与は注意すべきである。

　疼痛症状の高度の症例には高い有効率を示す薬剤は多くはない。効果が少ない場合は各種の薬剤を数週間から数ヵ月ごとに試しながら追加変更を行う。

　第3段階としては最近，欧米で使用され，評価が定まりつつあるものが抗てんかん薬である。従来，クロナゼパム（リボトリール®，ランドセン®）などが使われてきたが，効果は十分でないことが多い。近年，ガバペンチン（ガバペン®）[23]などの効果が注目を浴び，我が国でも使用されるようになってきた。抗てんかん薬ではプレガバリンの治験が我が国でも進められつつある。プレガバリン（リリカ®）は比較的高用量で従来の薬物より効果がみられると報告されている。特に疼痛，睡眠障害，疲労感に効果がある[24]。今後，線維筋痛症治療薬の中心的な位置を占める可能性も否定はできない。

　第1段階から第3段階まで述べてきたが，以上の薬剤はすべて線維筋痛症治療薬として保険適応があるわけではない。

　以上のような薬物療法でも疼痛軽減が不十分な場合は，オピオイドのペンタゾシン（ソセゴン®，ペンタジン®）なども投与される。また，トラマドール（トラマール®）筋注[25]は習慣性の高いペンタゾシンに比して使いやすい。トラマドール®は動物実験の段階でも習慣性は相当低く，最近は経口薬の治験が進んでいる。

ガバペン®の効果がみられた症例
【症例4】58歳　女性　教職員
【主訴】全身広範囲疼痛
【既往歴】2003年に頸椎捻挫
【経過】2003年から項部から背部痛が出現した。

　2005年，近くの総合病院内科に入院した。2006年9月，当科を紹介され受診した。初診時の所見ではアメリカリウマチ学会 線維筋痛症分類基準では18ヵ所陽性であった。当初，インフリーS®，アザルフィジンEN®，リボトリール®を投与した。アザルフィジンEN®で下肢の浮腫が出現したことから服薬を中止した。また，インフリーS®でも皮疹が出現したため中止した。

　その後，ノイロトロピン錠®などの投与を試みたが十分な効果がみられなかった。2007年10月，本人の希望もあり，ガバペン®200mg/dayを開始した。開始当時，VASは47であった。1ヵ月後VASは28となった。その後，睡眠障害が改善され，6ヵ月後，疼痛の増強はみられなかった。現在は400mg/dayに増量している。

1. SSRIの効果に関する研究[26]

　筆者が行ったSSRI（selective serotonin reuptake inhibitor：選択的セロトニン再取り込み阻害薬）[26]および，SNRI（serotonin noradrenalin reuptake inhibitor：セロトニン・ノルアドレナリン再取り込み阻害薬）[27]の調査についてそれぞれ紹介する。

1）目的

　1988年にSSRIであるプロザック®が欧米で発売され，線維筋痛症に対するプロザック®の効果が報告されている[28]。1999年，本邦でも，SSRIであるフルボキサミン（ルボックス®，デプロメール®）の発売が認可された。当院で通院加療中の線維筋痛症患者で，フルボキサミンを投与された症例に対し治療効果を調査した。

2）調査対象と方法

　調査対象患者は当院でアメリカリウマチ学会 線維筋痛症分類基準により線維筋痛症と診断され，治療中の症例である。経過中，フルボキサミン（デプロ

メール®, ルボックス®）を投与された症例に対して，retrospective に調査した．評価は自覚的評価を主に行い，一部の症例は dolorimeter で測定した．

3）結果

表 2, 表 3 はフルボキサミンを投与された症例を示す．

表2 調査症例

症例	年齢	罹病期間	職業	発症時のエピソード	フルボキサミンの効果
1 女	65歳	3.24年	主婦	夫（脳梗塞後）の介護	有効
2 女	55歳	2.24年	主婦	義父母の介護	有効
3 男	29歳	4.08年	会社員	同族企業の職場	有効
4 女	12歳	0.24年	小学生	音楽会の指揮者との葛藤	著効
5 女	30歳	0.41年	会社役員	若年管理職	著効
6 男	59歳	6.41年	会社員	製薬会社MR	有効
7 男	73歳	51.41年	画家	ソ連抑留後	無効
8 女	49歳	5.00年	主婦	夫婦間の問題	無効
9 女	50歳	4.74年	事務員	実母の介護	無効
10 女	62歳	17.08年	主婦	結婚生活の破綻，姑との葛藤	無効
平均	48.8歳	9.48年			

浦野房三，他：線維筋痛症候群に対する選択的セロトニン再取り込み阻害薬（SSRI）の治療経験．リウマチ科 25：275-280, 2001.

表3 フルボキサミン（ルボックス®など）の治療

症例	フルボキサミン投与量（mg/day）	投与期間（週）	自覚的改善度	主な併用薬	前治療
1 女	25	41	改善	なし	トリプタノール®で不整脈が出現
2 女	25	30	改善	ロキソニン® トリプタノール®	トリプタノール®の効果不十分
3 男	10	10	改善	ボルタレン®	トリプタノール®で口渇
4 女	6.25	23	著明改善	なし	鍼灸，抗炎症剤で無効
5 女	12.5	26	著明改善	なし	トリプタノール®で動悸不整脈
6 男	25	35	改善	なし	前治療薬はなかった
7 男	50	39	不変	トリプタノール® インフリーS®	インフリーS®の効果が不十分
8 女	25	13	不変	トリプタノール® インフリーS®	ドグマチール®で乳汁分泌
9 女	25	2	悪化	ロキソニン® トリプタノール®	トリプタノール®の効果はみられた
10 女	75	16	不変	ボルタレン®	ソル・メドロール®点滴注射
平均	29.4	23.5			

浦野房三，他：線維筋痛症候群に対する選択的セロトニン再取り込み阻害薬（SSRI）の治療経験．リウマチ科 25：275-280, 2001.

表4 dolorimeterの評価と合併症など

症例	診断時圧痛点数	投与前圧痛レベル (kg/cm²)	投与後圧痛レベル (kg/cm²)	自覚的改善度	家族歴	既往歴, 合併症状
1 女	16	1.5/1.5	2.65/2.4	有効	長女, 白血病	口腔内潰瘍
2 女	18	1.6/1.7	3.2/3.4	有効	np	ドライアイ
3 男	18	1.6/2.8	2.3/3.1	有効	np	ドライアイ
4 女	18	1.2/1.15	4.0/3.4	著効	no	np
5 女	18	ND	ND	著効	父, 股関節症	np
6 男	14	2.4/2.0	2.4/4.0	有効	np	レイノー現象
7 男	18	1.0/2.0	2.4/2.4	無効	兄, 結核	CFS
8 女	18	1.4/2.1	2.4/2.15	無効	父, 痛風	脱毛, 口腔内潰瘍
9 女	18	1.7/2.0	0.2/0.6	無効	母, RA	軽度頸椎症
10 女	18	ND	ND	無効	母, RA	軽度頸椎症

浦野房三, 他:線維筋痛症候群に対する選択的セロトニン再取り込み阻害薬(SSRI)の治療経験. リウマチ科 25:275-280, 2001.

女性7例 男性3例 合計10例, 平均年齢 48.8歳, 平均罹病期間 9.5年であった. フルボキサミンは平均29.4mg/day (最小6.25mg/day, 最大50mg/day) を投与されていた. 特記すべき副作用はいずれの症例にも認められなかった.

症例は10例で症例1から6までは効果の認められた症例である. 罹病期間が0.24年～6年と短い症例が多い. 一方, 効果のみられなかった症例は4.75年～51年と長期にわたる症例が多かった. 発病の誘因と考えられる家庭内, あるいは社会的状況がそれぞれに認められた.

症例4と5は発病後まもなく受診し, 薬物療法の効果が顕著であった. フルボキサミンの投与量の検討では, 効果のみられた症例では25mg/day以下で効果がみられ, 無効であった症例は比較的大量でも効果がなかった. 自覚的改善度は症例4と5で顕著であった. 併用薬については症例2と3, および7から10で抗炎症剤を使用した. 効果のみられた症例では併用薬の少ない傾向がみられた. 効果のみられなかった症例では副腎皮質ステロイドの投与もされていた. 以前の治療法で効果がみられた症例中, トリプタノール®で口渇, 不整脈など抗コリン作用あるいは循環器系への副作用がみられた症例が多かった.

表4は初診時のアメリカリウマチ学会分類基準の圧痛点数, また, 治療評価, 合併症を示す. 効果のみられた症例はdolorimeterでも改善傾向を示した. 効果のみられなかった症例は, ほとんど改善せず, 悪化したものもある.

フルボキサミンの効果がみられた症例の経過

【症例 5】55 歳　主婦

【主訴】腰痛，右膝痛

【既往歴】1997 年頸椎捻挫

　　　　　1997 年 12 月手関節捻挫

【家族歴】特記すべきことはない

【周辺環境】義父母の介護をしている

【現病歴と経過】1998 年腰痛と右膝関節痛が出現した。同時に疲労感と不眠症状が出現した。

　1998 年 8 月 31 日当科を受診した。初診時，アメリカリウマチ学会の圧痛点数は 18 ヵ所陽性であった。トリプタノール®の投与により，1999 年 3 月症状は改善した。同年 6 月再び全身の疼痛が出現した。口渇が高度であったので，フルボキサミン 25mg/day の投与を行った。腰痛と四肢痛は顕著に改善した。

4）考察

　線維筋痛症に対する薬物療法ではトリプタノール®など三環系の抗うつ剤の投与が行われている[29]。SSRI の線維筋痛症患者に対する疼痛改善効果は，三環系抗うつ薬に比して優れているとはいえないが，安全性の高さが期待される。トリプタノール®などは，抗コリン作用や心毒性のために十分な使用が難しかった。抗うつ剤として登場した SSRI であるが，線維筋痛症患者に対しても有益である。

　線維筋痛症の日常診療で，トリプタノール®を投与すると，少量でもかなりの頻度で口渇あるいは動悸など抗コリン作用を経験する。一般に SSRI であるフルボキサミンの線維筋痛症に対する治療は，トリプタノール®に比して効果はやや弱いようである。当科で経験した症例でも三環系抗うつ剤の投与により，口渇あるいは動悸を訴えた症例に対しフルボキサミンの投与を試みた症例が多かった。投与症例の 60％に効果がみられた。

　serotonin（5-HT）は 90％が消化管に，8〜10％が血小板に，そして 1〜2％が中枢神経系に存在し，睡眠，体温調節，性行動，痛覚，神経内分泌，記憶，生体リズムなどの生理機能に関連しているといわれる。高度の不安ストレスにより，serotonin の枯渇が生じ，有効な serotonin の流れが阻害される[30]。SSRI は serotonin のみの再取り込みを選択的に阻害するのが特長である。SSRI

の作用は比較的弱いが，安全性が高いことが特徴である。

2. SNRIの研究について[27]
線維筋痛症に対してトレドミン®を投与した症例
【症例6】60歳　女性
【主訴】両上肢のしびれ，右殿部から右下肢の疼痛
【既往歴】50歳　腎結石
【家族歴】特記すべきことなし
【経過】1990年から腰痛，背部痛，右下肢痛など全身広範囲の疼痛が出現した。各種医療機関にて椎間板ヘルニアあるいは両膝関節症などの診断を受け，加療していた。1999年9月当科を受診した。四肢・体幹の疼痛以外には高度の頻尿，全身倦怠感，口渇，頭痛，悪夢，全身のこわばり感がみられた。初診時のX線所見では軽度の膝関節症がみられた。アメリカリウマチ学会 線維筋痛症分類基準の圧痛点は13ヵ所陽性であった。ドグマチール®100mg/day，トフラニール®10mg/day，デパス®0.5mg/dayを投与した。約2ヵ月後，トフラニール®をトリプタノール®25mg/dayに変更したところ疼痛は改善し，翌年治療を終了した。

その後，軽度の疼痛は持続していたが，自制は可能であった。

2003年7月から仕事が多忙となり，疼痛が増強した。同年8月来院した。インフリーS®を投与したが疼痛の改善は充分ではなく，翌週トレドミン®15mg/dayを投与開始した。2週後，疼痛は顕著に改善し，熟睡ができるようになった。

【考察】SNRIはSSRIにノルアドレナリン再取り込み阻害作用が付加されたものである。今回の症例には効果の増強を期待して併用した。トレドミン®はSSRIと同様にキニジン作用による心毒性はなく，他の副作用も少ないといわれているが，15mg/dayという低用量から治療を開始した。疼痛だけでなく他の身体症状も改善した。

3. SSRIなどの副作用の問題
三環系抗うつ薬による副作用として眠気，口渇，便秘，排尿困難感，吐気，食欲不振，胃部不快感，動悸，不整脈など抗コリン作用が挙げられる。一方，抗うつ剤のなかでもSSRIあるいはSNRIにはそのような副作用が極めて低い

ことから各国で採用されるようになった。しかし，高齢者などに使用できるとされたSSRIおよびSNRIはある程度の効果は期待できるものの，副作用の問題は看過出来るものではなく，以下の問題が気づかれるようになった。

SSRIによる大きな問題としては賦活化症候群（activation syndrome）が挙げられる。賦活化症候群というのは抗うつ剤投与により惹起される中枢刺激症状であり，不安，焦燥，不眠，パニック発作，易刺激性，敵意，衝動性，躁状態などがFDA（米国食品医薬局）から示されている[31]。これらはひとつのそろった症状ではなく，さまざまなかたちで出現するといわれている。また，離脱症候群なども問題となる。1ヵ月以上服用後，中止，減量したときに現れる，不眠，嘔気，焦燥感，頭痛などをいう[32]。

H リハビリテーション，代替療法，喫煙，睡眠障害

抗炎症剤，抗うつ剤，抗けいれん剤などの薬物治療は比較的軽い症例には効果がみられるものの，高度の疼痛症状に対して，副作用が少なく効果を示すものも少なく，疼痛改善がスムーズにいかない症例も相当数存在する。従来から病院などの医療機関の治療で改善しない場合，多くの患者は整骨院，鍼灸院，マッサージ，カイロプラクティックなどを受診する。最近，これらの医療者も線維筋痛症に取り組んでおり，各種サプリメントなど枚挙にいとまがないくらい盛んに宣伝されている。

1. リハビリテーション，代替療法

欧米のテキストをみるとヨガ，あるいは太極拳をベースにした運動療法[33]を紹介している。ここで注意すべきことは，症例によっては無理な体位から症状が悪化することもあるので症例の状態を評価してから，許可することが大切である。

Mannerkorpiらは長期間の水中運動療法による改善効果を調査した。調査項目はFIQ（fibromyalgia impact questionnaire），SF-36，6分間歩行，握力などである。6ヵ月，24ヵ月で評価を行ったが，症状のつらさ，運動能力，社会的能力が統計的に有意に改善したと報告している[34]。

運動療法ではウォーキング，体操，水泳，エアロビクス，ヨガ，太極拳など軽い運動が勧められる。自分の意志で積極的に運動療法を進めることにより，

かなり症状が改善した症例もある。

　Rooksらは15名の女性にエアロビクスを施行し，改善を認めたと報告をしている。20週で改善を認めたのはFIQの総スコア，改善感，職業上の障害，疼痛，疲労感，落ち着き，こわばり感，苦悶感，ゆううつ感，などであった。6分間の歩行距離も長くなっていた[35]。

　鍼，灸，指圧，マッサージ，カイロプラクティックなども有効な場合がある。これらの療法の効果は個人差がいちじるしく，効果がない症例も多い。また，疼痛が高度で，ADLにも支障をきたす症例には実行が困難である。そのほか，ウォーキングや温水プールはほとんどの線維筋痛症の患者にとって好ましい運動である。

　日常診療では患者の訴えを受容的に聞き，対話的に説明を試みながら，この疾患についての認識をもたせることが重要と考える。簡単に病名のみ告げても患者が容易に信用せず，その後の治療が進まないこともある。また，初期の対応のまずさから全く治療が進まず，かえって悪化する場合もある。一方，系統だった医療を受ける前に代替治療を多くの患者が受けていることがある。医師の説明にも納得せず，いたずらに不安をひろげ，非効率な治療を受けることにつながる症例もよく経験する。

【コラム】

　患者向けの米国の書物のなかで，7段階療法を提唱している研究者がいる[36]。診断直後のステップ1では医療の開始についての心構え，ステップ2は可動性とエネルギーを増加させる毎日のエクササイズの重要性，ステップ3は生活のストレスの除去法，ステップ4は精神の安静の補助になるアプローチ，ステップ5は不眠からの脱却，ステップ6は回復の栄養のプラン，ステップ7は支援者を探す段階についてである。

　これらの日常生活の全般，すなわち，睡眠，運動，食事，入浴，人間関係，仕事，行事，天候などすべてにおいて，注意事項が述べられている。とくに，毎日の運動についてはかなり重要な問題が含まれている。別の著者から患者向けのペーパーバックスが出版され，日本でも訳本を読むことができる[37]。

　エクササイズはまず，頸椎の可動域訓練，これができたら，続いて，頸椎の等尺性訓練を徐々に行う。次に肩関節，肩甲帯の可動域訓練，ついで，腰背筋訓練である。これらは以前から腰痛体操として用いられたものと類似している。体操は専門の理学療法士に相談するとよい。いずれも疼痛や疲労感が強い場合は落ち着いて段階的に進めるべきである。

2. 喫煙と線維筋痛症

　近年，日本でも受動喫煙の弊害が叫ばれ，喫煙は個人の嗜好の問題といってばかりもいられなくなった。禁煙あるいは分煙の建物が増加し，敷地内での禁煙が義務づけられている病院も増え，レストランなども分煙の配慮がされるようになった。

　リウマチ病の中で喫煙が発病増悪の危険因子となる可能性が報告されているのは関節リウマチと骨粗鬆症である。加えて，喫煙は線維筋痛症を悪化させるという報告がなされた[38]。

　調査は233名の女性線維筋痛症患者を喫煙者と非喫煙者に分け，症状などの項目を統計学にもとづいて比較検討したものである。各調査項目は1から4段階のスケールを用い，点数づけがされている。

　喫煙者と非喫煙者で統計学的に有意差がみられたものは疼痛，全体的なつらさ，機能的な障害，しびれ感であった。喫煙者と非喫煙者で有意差がみられなかったものは疲労感，睡眠障害，圧痛点数，ゆううつ感，苦悩感などである。統計学的には有意ではないが，喫煙者のほうにやや強い傾向がみられたものは，指が腫れている感じ，頭痛，などである。疼痛部位についての比較では，上肢，僧帽筋，頸部，腰部，下肢など部位別の状況には差がなく，喫煙本数との関係では痛みの程度，頭痛，しびれ感などに有意な相関がみられた。

　論文の考察では，喫煙と線維筋痛症が関係しているかについてはまだ解明されていないが，脳脊髄液中のサブスタンスPが喫煙者では非喫煙者に比べて上昇しているという報告もある。喫煙者は腰痛や広範囲の疼痛が出現するリスクが高くなり，喫煙量と腰痛の発現には関連があるという。Yunusはしびれ感と喫煙が関係あるのは喫煙による血管収縮，あるいは未知の神経内分泌の要素の可能性があり，線維筋痛症患者は禁煙すべきであると力説している[38]。

3. 睡眠障害

　睡眠障害の患者にはよく遭遇する。筆者が以前に行った調査では16例中15例に睡眠障害がみられた。行岡も線維筋痛症患者では約90％に睡眠障害が認められるという[39]。non-REM睡眠の異常により，全身痛が出現するということは比較的受け入れられている。とくに外的な刺激へのthresholdが低く，睡眠障害をきたしやすい[40]。

　線維筋痛症の睡眠脳波はnon-REM睡眠の第一段階の増加，第三，第四段階

の減少とREM睡眠の出現率の低下などがみられる[41]。

Roizenblatt[42]らはpolysomnographyを用いた調査を行った。40例の線維筋痛症患者と43名の健常者との比較を行うと、α睡眠活性は3つのパターンでみられた。同時にδ活性を伴ったα相（α EEGパターン）はコントロール群ではわずか7％であったが、線維筋痛症では50％にみられた。通常よくみられる低α EEGパターンはコントロール群では83.7％にみられるものだが、線維筋痛症患者では30％であった。

認知行動療法

認知行動療法（cognitive behavioral therapy）が線維筋痛症にも用いられるようになり[43,44]、ある程度の効果が認められている。認知行動療法は腰痛あるいは関節リウマチなどにも効果がみられるといわれており、Bradleyの論文には線維筋痛症患者に対する認知行動療法のアウトラインが述べられている。そこには患者教育、患者の行動様式の変更、ゴールの設定あるいは変更などについて、患者と治療者とのディスカッションの項目が挙げられている[43]。

わが国では、線維筋痛症に対して効果的な対応をしている施設は少ないが、線維筋痛症患者に対して効果がみられたという報告もある[45]。現段階では常に心理療法士などの協力が得られる状況は望めないが、それを補うためにも、外来治療を行っている医師あるいは看護師がカウンセリング的な対応を考えながら、患者に接することが大切である。職場、学校あるいは家庭内のトラブルも疼痛を増強する。職場の管理者、あるいは学校の教職員も、労働者あるいは生徒児童に対して、受容的、共感的な対応を心がけるようにすることが大切といえる。

線維筋痛症患者に対してのカウンセリング的な対応には線維筋痛症を理解している医師が取り組むのがよいといわれる。ただ、専門的な心理療法あるいは精神科の研修を受けた医師は整形外科、リウマチ科には例外的な存在を除いて、極めて少数である。しかし、一般の医師でも患者の日常の過ごし方を振り返って反省させることは可能である。専門知識がなくとも試みることは有用と考える。焦燥感、あるいは不安感など心理的な葛藤が痛みの増強につながる可能性が大きい。そのため患者に自分の日常の行動を意識させることは極めて有用と考える。

J 予後

　線維筋痛症は生命にかかわる病気ではなく，身体障害者になることも少ない良性の疾患である．症状が続いていても，発病から数年後に，疼痛のレベルが同等もしくは増強していても，ADLには大きな支障がないといわれている．

　Fitzcharles らによれば70例を3年間経過観察した33例（47％）が中等度から顕著に改善していた．残りの53％は"やや改善，変わらない，もしくは悪化"していた[46]．

　Kennedy らは35例の患者の状態を聞き取り評価した．再調査までの期間は平均15.8年であった．79％は疼痛コントロールのため医療機関に通っていた．また，66％は症状が続いているにもかかわらず，診断がついた時よりも改善していると述べ，55％はかなり改善もしくは非常に改善していると述べていた．しかし，7％は悪くなっていると述べた[47]．

　しかし，現実には線維筋痛症と診断されたなかでも高度障害のある患者がいるのは事実である．筆者の治療している高度障害のある症例では脊椎関節炎が根底にある患者が多い．

文　献

1) Staud R, Vierck CJ, Cannon RL, et al.：Abnormal sensitization and temporal summation of second pain（wind-up）in patients with fibromyalgia syndrome. Pain 91：165-175, 2001.
2) 西岡久寿樹：線維筋痛症の現状と展望．線維筋痛症ハンドブック，日本医事新報社，東京，2007.
3) van der Linden S, Valkenburg HA, Cats A：Evaluation of diagnostic criteria for ankylosing spondylitis. A proposal for modification of the New York criteria. Arthritis Rheum 27：361-368, 1984.
4) 宮岡　等：精神医学からみた疼痛．線維筋痛症ハンドブック，日本医事新報社，東京，2007.
5) 本郷一郎：結合織炎症候群．リウマチ病セミナー I，永井書店，大阪：95-111, 1990.
6) 行岡正雄，脇谷滋之，田辺　誠，他：結合織炎症候群（Fibromyalgia syndrome）の検討．臨床リウマチ 3：80-86, 1990.
7) Wolfe F, Ross K, Anderson J, et al.：The prevalence and characteristics of fibromyalgia in the general population. Arthritis Rheum 38：19-28, 1995.
8) Granges G, Littlejohn G：Pressure pain threshold in pain-free subjects, in patients with chron-

ic regional pain syndromes, and in patients with fibromyalgia syndrome. Arthritis Rheum 36： 642-646, 1993.
9) Urrows S, Affleck G, Tennen H, et al.： Unique clinical and psychological correlates of fibromyalgia tender points and joint tenderness in rheumatoid arthritis. Arthritis Rheum 37： 1513-1520, 1994.
10) Moskowitz RW： Neck pain. Clinical rheumatology, 270-281, Philadelphia, Lea and Febiger, 1982.
11) Morand EF, Miller MH, Whittingham S, et al.： Fibromyalgia syndrome and disease activity in systemic lupus erythematosus. Lupus 3： 187-191, 1994.
12) Burckhardt CS, Clark SR, Bennett RM： The fibromyalgia impact questionnaire (FIQ)： development and validation．J Rheumatol 18： 728-733, 1991.
13) 長田賢一，岡　寛，磯村達也，他：日本語版 Fibromyalgia Impact Questionnaire (JFIQ) の開発：言語的妥当性を担保した翻訳版の作成．臨床リウマチ 20： 19-28, 2008.
14) Zeidler H, Brandt J, Schnarr S： Undifferentiated spondyloarthritis. Ankylosing spondylitis and the spondyloarthropathies. Mosby Elsevier, 2006.
15) 難病情報センター：http://www.nanbyou.or.jp/
16) リウマチ情報センター：http://www.rheuma-net.or.jp/rheuma/index.html
17) Middleton GD, McFarlin JE, Lipsky PE： The prevalence and clinical impact of fibromyalgia in systemic lupus erythematosus. Arthritis Rheum 37： 1181-1188, 1994.
18) 浦野房三：臨床痛の要因分析：線維筋痛症・脊椎関節炎の病態と臨床．理学療法 25 (9)： 1331-1336, 2008.
19) Shichikawa K, Takenaka Y, Yukioka M, et al.： Polyenthesitis. Rheum Dis Clin North Am 18： 203-213, 1992.
20) Heuft-Dorenbosch L, Spoorenberg A, van Tubergen et al.： Assessment of enthesitis in ankylosing spondylitis. Ann Rheum Dis 62： 127-132, 2003.
21) Goldenberg DL, Burckhardt C, Crofford L： Management of fibromyalgia syndrome. JAMA 292： 2388-2395, 2004.
22) Dobritt DW： Fibromyalgia： the complete guide from medical experts and patients, Jones and Bartett Publishers, 2008.
23) Arnold LM, Goldenberg DL, Stanford SB, et al.： Gabapentin in the treatment of fibromyalgia： a randomized, double-blind, placebo-controlled, multicenter trial. Arthritis Rheum 56： 1336-1344, 2007.
24) Crofford LJ, Rowbotham MC, Mease PJ, et al.： Pregabalin for the treatment of fibromyalgia syndrome： results of a randomized, double-blind, placebo-controlled trial. Arthritis Rheum 52： 1264-1273, 2005.
25) Bennett RM, Kamin M, Karim R, et al.： Tramadol and acetaminophen combination tablets in the treatment of fibromyalgia pain： a double-blind, randomized, placebo-controlled study. Am J Med 114： 537-545, 2003.
26) 浦野房三，鈴木貞博，石川　守，他：線維筋痛症に対する選択的セロトニン再取り込み阻害薬 (SSRI) の治療経験．リウマチ科 25 (3)： 275-280, 2001.
27) 浦野房三：ミルナシプランが著効した線維筋痛症の症例．リウマチ科 33 (2)： 212-216, 2005.

28) Goldenberg DL, Mayskiy M, Mossey C, et al.：A randomized, double-blind crossover trial of fluoxetine and amitriptyline in the treatment of fibromyalgia. Arthritis Rheum 39：1852-1859, 1996.
29) Goldenberg DL, Felson DT, Dinerman H：A randomized, controlled trial of amytriptyline and naproxen in the treatment of patients with fibromyalgia. Arthritis Rheum 129：1371-1377, 1986.
30) 村崎光邦：SSRIへの期待．臨床精神薬理 2：691-710, 1999.
31) 清水祐輔，賀古勇輝，北川信樹，他：児童・青年期の大うつ病性障害患者における抗うつ薬（主にSSRI，SNRI）による情動変化および自殺関連事象の臨床研究．児童青年精神医学とその近接領域 48：503-519, 2007.
32) 張　賢徳，田島　治，山登敬之：SSRI―その光と影．臨床精神薬理 10：147-156, 2007.
33) Bates S：Fibromyalgia. The complete guide from medical experts and patients. Jones and Bartlet publishers, 2007.
34) Mannerkorpi K, Ahlmen M, Ekdahl C：Six-and 24-month follow-up of pool exercise therapy and education for patients with fibromyalgia. Scand J Rheumatol 31：306-310, 2002.
35) Rooks DS, Silverman CB, Kantrowitz FG：The effects of progressive strength training and aerobic exercise on muscle strength and cardiovascular fitness in women with fibromyalgia：a pilot study. Arthritis Rheum Arthritis care & research 47：22-28, 2002.
36) McIlwain HH, Bruce DF：The Fibromyalgia Handbook, An Owl Book Henry Holt and Company, New York, 1996.
37) チェット・カニングハム：線維筋痛症こうすれば楽になる．（末吉杉子 訳，浦野房三 監修）保健同人社，東京，2007.
38) Yunus MB, Arslan S, Aldag JC：Relationship between fibromyalgia features and smoking. Scand J Rheumatol 31 (5)：301-305, 2002.
39) 行岡正雄：Fibromyalgi (2002) その診断と治療．リウマチ病セミナー XIV, 永井書店，大阪：49-58, 2003.
40) McDermid AJ, Rollman GB, McCain GA：Generalized hypervigilance in fibromyalgia：evidence of perceptual amplification. Pain 66：133-144, 1996.
41) Branco J, Atalaia A, Paiva T：Sleep cycle and alpha-delta, sleep in fibromyalgia syndrome. J Rheumatol 21：113-117, 1994.
42) Roizenblatt S, Moldofsky H, Benedito-Silva AA, et al.：Alfa sleep characteristics in fibromyalgia. Arthritis Rheum 44：222-230, 2001.
43) Bradley LA：Cognitive-behavioral therapy for primary fibromyalgia. J Rheumatol (supple. 19) 16：131-136, 1989.
44) Haldorsen EM, Kronholm K, Skouen JS et al.：Multiple cognitive behavioral treatment of patients sicklisted for musculoskeletal pain. Scand J Rheumatol 27：16-25, 1998.
45) 本田哲三，向井英一，坂本一世，他：リハビリチームによる認知行動療法が奏効した一線維筋痛症例．リウマチ科 33 (1)：108-110, 2005.
46) Fitzcharles MA, Costa DD, Pöyhiä R：A study of standard care in fibromyalgia syndrome：a favorable outcome. J Rheumatol 30：154-159, 2003.
47) Kennedy M, Felson DT：A prospective long-term study of fibromyalgia syndrome. Arthritis Rheum 29：682-685, 1996.

第 III 章

線維筋痛症の各種病態

A メカニカルストレス

　外傷や手術などのメカニカルストレスが線維筋痛症を生じる誘因となりうることについては欧米での報告がある。当院における調査でも線維筋痛症の症例の半数以上がなんらかの手術あるいは外傷を受けていた[1]。

　筆者が以前勤務していた整形外科でも手術が誘因と考えられる症例は時にみられ，脊椎外科手術，あるいは人工関節手術の後で全身広範囲疼痛が出現したと考えられる症例に遭遇した。欧米では外科あるいは婦人科手術後の発症症例の報告があるが[2]，整形外科関係ではまとまった報告はない。脊椎外科医が術後症例の対応に苦労している状況にしばしば遭遇する。また，関節外科で人工関節の手術をした患者が術後しばらくして，広範囲の疼痛を訴える症例も経験する。

　メカニカルストレスと線維筋痛症の問題が気づかれている今日，手術予定患者には術前説明の際に線維筋痛症を起こす可能性を説明することも必要と考える。

　また，線維筋痛症は今のところ充分に医療従事者に認識されておらず，患者は自分の疼痛について診断のつかない苦しい時期を過ごしている。診療科を超え，また，医療スタッフ全員の理解が必要という時代が到来している。研究面でも多方面からのアプローチが必要と考える。動物実験を始め医学全般，特に精神医学，心理学，内分泌学，リウマチ学などの学際的な連携が必要と考える。

　病因論的には確定的なことは不明であるが，精神的要因も全身広範囲疼痛に影響を与えるといわれている[3,4]。一方，外傷に引き続いて発病したと考えられる線維筋痛症も認識され，なかでも頸椎外傷に起因した症例も報告されている[5]。

1. 調査

　外傷あるいは手術などのメカニカルストレスが線維筋痛症患者に与えた影響を，筆者の勤務する病院で調査した結果を紹介する。

　対象症例は1995～2000年までの約5年間に加療した139例の線維筋痛症患者である。外的かつ機械的ストレスとなる重症外傷，手術およびその他の外科系疾患の既往歴をカルテから抽出して調査した。線維筋痛症の診断にはアメリ

カリウマチ学会 線維筋痛症分類基準[6] を使用した。重症外傷あるいは手術を過去に受けたことのある症例をA群，重症外傷および手術の既往のない症例をB群として既往歴などの比較を行った。

調査した患者は男性23例，女性116例の合計139例であり，平均年齢は53.9歳（20～87歳）であった（表5）。A群は69例（男性12例，女性57例），B群は70例（男性11例，女性59例）で，平均年齢はA群が57.1歳，B群が50.8歳であった。男女比には統計的に有意差はなかったが，A群の平均年齢が有意に高かった（表6）。

A群とB群の主な既往歴のうち，外科系疾患の既往臓器の部位の比較を表7に示した。A群は脊椎疾患が24例と多く，B群に比して統計学的に有意に高頻度であった。そのなかで頸椎外傷の既往歴がある症例が17例であった。また，乳房疾患，胸部および腹部疾患，そして，泌尿生殖器疾患がA群で有意に高かった。

手術部位では胸腹部が13例，泌尿生殖器が12例であった。なかでも虫垂切除術が7例，婦人科手術が11例であった。そのほか，乳房5例，上肢9例，下肢8例，脊椎手術は3例であった。手術回数では1回だけの症例が35例であり，3回以上受けた症例は7例であった（表7）。

表5 調査線維筋痛症症例の背景

調査症例	
男性	23例
女性	116例
合計	139例
平均年齢	53.9歳
	（20歳～87歳）
A群：外傷あるいは手術の既往歴を有する症例	
男性	12例
女性	57例
合計	69例
平均年齢	57.1歳 *
	（20歳～87歳）
B群：外傷および手術の既往歴がない症例	
男性	11例
女性	59例
合計	70例
平均年齢	50.8歳 *
	（21歳～87歳）

＊：p=0.0218

表6 主な外科系疾患の既往部位の比較

	A群	B群	p値
症例数	69	70	
男女数（M/F）	12/57	11/59	0.7902
年齢（歳）	57.1	50.8	0.0218*
頭部，眼，顔面	3	1	0.3033
脊椎	24	5	＜0.0001
（頸椎外傷）	17	0	
甲状腺，頸部	5	1	0.0915
乳房	5	0	0.0218
胸腹部	13	0	0.0001
泌尿生殖器	12	0	0.0003
上肢	4	1	0.1667
下肢	11	4	0.0520

注：臨床的に顕著でない脊椎骨関節疾患，あるいは程度の軽い各科疾患は含まれていない。
＊：t検定

表5，6出典：浦野房三，他：メカニカルストレスと線維筋痛症候群．臨床リウマチ 15：161-166, 2003.

表7 A群（外傷手術症例）の手術部位と手術回数

線維筋痛症発病前の手術の部位	例数	全線維筋痛症例中%
頭部，眼，顔面	3例	2.2%
脊椎	3例	2.2%
甲状腺，頸部	4例	2.9%
乳房	5例	3.6%
胸腹部	13例	9.4%
（虫垂切除術）	7例	5.0%
泌尿生殖器	12例	8.6%
（婦人科手術）	11例	7.9%
上肢	9例	6.5%
（内シャント設置術を含む）		
下肢	8例	5.8%
手術回数		
1回	35例	25.2%
2回	4例	2.9%
3回以上	7例	5.0%

浦野房三，他：メカニカルストレスと線維筋痛症候群．臨床リウマチ 15：161-166, 2003.

2. 考察

Greenfieldら[7]は127症例の線維筋痛症を調査したところ，23％の症例が線維筋痛症発病に先行して，外傷あるいは手術，もしくはその他の病気の既往歴があったと報告している。われわれの症例では49.6％に手術あるいは外傷の既往歴があった。

特にわれわれの症例ではメカニカルストレスの既往のある群では頸椎外傷の既往歴の頻度が高かった。外傷などの肉体的ストレスも含め，継続する不安など心因的要素が発病の発端となり，病状の進展には内分泌学的異常も関与し，最後に免疫学的異常が出現してくるものと考えられている[8,9]。このような状況から線維筋痛症を hypothalamic-pituitary-adrenal（HPA）axisの変調という仮説を提唱する研究者もいる[10]。

Buskilaらは一般の骨関節の外傷が線維筋痛症のトリガーとなるかどうかは議論が多く今後の課題であると述べている[11]。われわれの調査した症例中50.4％には顕著な外傷あるいは手術などの既往がなく，このような線維筋痛症の発病にはメカニカルストレスが原因であるとは考えにくい。とくに50歳未満の線維筋痛症患者では四肢外傷の既往のある症例は2例（3.8％）であった。

Englertらはbreast implantの手術を受けた女性について，受けない女性と線

維筋痛症などの術後発病率を比較したところ，有意差はみられなかったと報告している[12]。脊椎手術後の線維筋痛症に関する群間解析の報告は筆者が渉猟した限りではない。

われわれの線維筋痛症症例では虫垂切除術が全症例の5％，婦人科手術が7.9％占めた。ter Borgの調査では虫垂切除術および子宮摘出術をうけた症例では線維筋痛症の発病頻度がRAよりも高かった[2]。Aaronは肉体的外傷と精神的外傷の比較を行っている。疲労の重症度は精神的外傷で強く，通院状況あるいは機能性疲労にも強く影響し，一方，肉体的外傷は症状の重症度や機能障害を強くする因子でもあると報告している[1]。

医療側の問題として，Whiteは外傷の受傷以前の人格および精神的，肉体的状態も含めて線維筋痛症の病状を検討する必要があり，外傷後に線維筋痛症の発病を考慮してくれたのはリウマチ科で83％，そのほかの一般診療科では相当少なかったと報告している[13]。

線維筋痛症の有病率は青年期では女性の場合1〜2％の有病率だが，50歳以上では6〜7％に達する[14]。また，60歳以上の高齢者で線維筋痛症と診断されたのは17％であったと報告されている[15]。

手術が発病に先行した症例

【症例7】73歳　女性
【主訴】広範囲疼痛
【既往歴】特記すべきことなし
【経過】35歳頃より腰痛が出現した。

1988年，当科を初診し，変形性脊椎症として加療を受けていた。

1992年より両膝痛が出現した。右膝痛は徐々に増強した。1993年には殿部痛が出現し，X線所見では仙腸関節炎が認められた。1994年には右膝痛が増強し，左膝関節には装具療法を行った。しかし，疼痛増強はいちじるしく，1995年3月，右人工膝関節置換術を施行した。その後，膝関節の疼痛は改善していたが，同年9月には項背部など全身痛が増強した。同年12月手術側の膝蓋靱帯遠位の疼痛が増強し，同部の腫脹も出現した。1996年右膝痛は続いており，アメリカリウマチ学会 線維筋痛症分類基準の圧痛点は18ヵ所陽性であった。

1997年にも同様の疼痛が続き，人工関節を除去してほしいとの訴えが強くなった。2000年まで経過をみていたが，7月にはようやく全身の疼痛は徐々に

軽減し，右膝痛も軽減した。
【この症例に対する考察】人工関節の手術のあと広範囲疼痛が出現し，線維筋痛症を発病したと考えられるが，1993年の段階ですでに仙腸関節炎が認められ，加療をうけている。したがって，先に脊椎関節炎が存在したと考えられる。脊椎関節炎が存在する可能性のある症例には大手術をする場合，慎重にならざるを得ない。線維筋痛症を発病後，受容的な対応を行ったところ疼痛の軽減が得られた。

骨折を契機として発病した線維筋痛症の症例

【症例8】55歳　女性　主婦
【主訴】腰部，項部痛
【既往歴】特記すべきことなし
【家族歴】母が強直性脊椎炎
【生活環境】義父と実母の介護をしている
【現病歴と経過】1997年12月，転倒して右手関節不全骨折をおこし，近医にて加療した。右前腕の疼痛と腫脹が遷延した。1998年3月頃から徐々に腰痛と右膝痛，全身の疲労感が出現した。8月当科受診した。

初診時，そのほか不眠症，悪夢，頻尿，下痢，抑うつ感，焦燥感，咽頭痛，羞明，全身のこわばり感，口内炎，頭痛，肩こり，鼻腔，脱毛，眼球と口腔の乾燥感もみられた。X線所見では軽度の頸椎症が認められた。線維筋痛症の圧痛点は18ヵ所すべて陽性であった。一般血液検査では顕著な異常はなかった。

抗核抗体は20以下，抗SS-A抗体，抗SS-B抗体，抗DNA抗体などはすべて陰性であった。9月よりトリプタノール® 5mg/day，ユーロジン® 1mg/dayの投与を開始した。10月には腰痛と睡眠障害が改善したが，両足部痛が出現したため，ロキソニン®の投与を開始した。11月には腰痛，両足部痛は改善した。12月には全身各所の痛みは軽減した。

1999年1月，疼痛はかなり改善し，圧痛のレベルも改善した。内服薬も疼痛の高度の際に服用するよう指示した。3月には鎮痛剤を内服しなくても疼痛を感じなくなった。

同年4月，自損事故で頸椎捻挫を起こした。5月から上肢痛，右肘痛が出現した。7月には疼痛が増強した。ルボックス®の投与を開始した。8月には腰痛ほか全身痛，眼球と口腔の乾燥症状も改善した。11月にはこわばり感が減少

し，12月には疼痛はかなり改善し，VASは10％以下になった．

　2000年2月以降，時折疼痛の増強があったが，治療薬を症状の強いとき内服する程度で疼痛はVASで10〜20％を維持していた．その後，大きな疼痛はなかったが，2008年8月，四肢と体幹の疼痛が増強した．理学所見では多発性付着部炎を認め，X線所見でも軽度の仙腸関節炎が認められた．

【この症例の考察】1998年当時は外傷を契機として線維筋痛症を発病し，症状もほどなく改善したが，数年後，脊椎関節炎が増強した．最近，高齢の母が強直性脊椎炎であることが判明した．家族歴もあり，線維筋痛症は脊椎関節炎の部分症状であった可能性が高い．

文　献

1) 浦野房三，小野静一，石川　守，他：メカニカルストレスと線維筋痛症候群．臨床リウマチ 15：161-166, 2003.
2) ter Borg EJ, Gerards-Rociu E, Haanen HCM, et al.：High frequency of hysterectomies and appendectomies in fibromyalgia compared with rheumatoid arthritis：pilot study. Clin Rheumatol 18：1-3, 1999.
3) Yunus MB, Ahles TA, Aldag JC, et al.：Relationship of clinical features with psychological status in primary fibromyalgia. Arthritis Rheum 34：15-21, 1991.
4) Aaron LA, Bradley LA, Alarcon GS, et al.：Perceived physical and emotional trauma as precipitating events in fibromyalgia. Arthritis Rheum 40：453-460, 1997.
5) Buskila D, Neumann L, Vaisberg G, et al.：Increased rates of fibromyalgia following cervical spine injury. A controlled study of 161 cases of traumatic injury. Arthritis Rheum 40：446-452, 1997.
6) Wolfe F, Smythe HA, Yunus MB, et al.：The American College of Rheumatology 1990 criteria for the classification of fibromyalgia. Arthritis Rheum 33：160-172, 1990.
7) Greenfield S, Fitzcharles MA, Esdaile JM：Reactive fibromyalgia syndrome. Arthritis Rheum 35：678-681, 1992.
8) Boisset-pioro MH, Asdile JM, Fitzchales MA：Sexual and physical abuse in women with fibromyalgia syndrome. Arthritis Rheum 38：235-241, 1995.
9) Griep EN, Boersma JW, Kloet ER, et al.：Pituitary release of Growth hormone and prolactin in the primary fibromyalgia syndrome. J Rheumatol 21：2125-2130, 1994.
10) Torpy DJ, Chrousos GP：The three-way interactions between the hypothalamic-pituitary-adrenal and gonadal axes and the immune system. Baillieres Clin Rheumatol 10：181-198, 1996.
11) Buskila D, Neumann L：Musculoskeletal injury as a trigger for fibromyalgia/posttraumatic

fibromyalgia. Curr Rheumatol Rep 2 : 104-108, 2000.
12) Englert H, Joyner E, McGill N, et al. : Women's health after plastic surgery. Intern Med J 31 : 77-89, 2001.
13) White KP, Ostbye T, Harth M, et al. : Perspectives on posttraumatic fibromyalgia : a random survey of Canadian general practitioners, orthopedists, physiatrists, and rheumatologists. J Rheumatol 27 : 790-796, 2000.
14) Wolfe F, Ross K, Anderson J, et al. : The prevalence and characteristics of fibromyalgia in the general population. Arthritis Rheum 1 : 19-28, 1995.
15) Yunus MB, Holt GS, Masi AT, et al. : Fibromyalgia syndrome among the elderly. Comparison with younger patients. J Am Geriatr Soc 36 : 987-995, 1988.

B 頸椎外傷と線維筋痛症

　現代は高度の自動車社会であり，交通事故は非常に多い．中でも頸椎外傷はシートベルトなどでも防ぐことが難しい．整形外科外来などの日常診療では頸椎外傷患者が頻繁に訪れる．交通外傷自体が比較的軽度にもかかわらず，疼痛症状が遷延し，時には受傷部位以外の疼痛やしびれ感などを訴える症例を経験することがある．このような症例は研究会などでは詐病と報告されることもある．

　従来，このような患者は頸椎捻挫後遺症という診断名で経過を観察されていた．今回，当科で経験した線維筋痛症の症例で頸椎捻挫を既往に持つ症例に対して retrospective に受傷時の状況あるいは現在までの病態などを調査し，事故当時と現在に至るまでの症状あるいは外的因子についての相関関係を検討した[1]．

　2003年までの5年間に線維筋痛症と診断された症例182例中23例（12.8％）に頸椎捻挫の既往がみられ，アンケート用紙を21例に発送した．

　アンケートの項目は事故の大きさ，受傷時の症状，外傷から線維筋痛症発症までの期間，初診時の圧痛点の個数，事故当時における事故以外のストレス，交通事故の程度（車の破壊の程度），補償などに関する保険会社の対応，現在の疼痛の程度および筋骨格外症状，すなわち，精神的症状，身体的症状，リウマチ症状，結合組織病様症状などである．項目間の頻度に関して重みづけを行い，統計解析では Spearman の順位相関解析を行った．

　回答が得られた症例は女性16例，男性3例，合計19例であった．回収率は90.5％で，調査時の平均年齢は54歳2ヵ月，線維筋痛症の平均罹病期間は9年4ヵ月，頸椎捻挫から発症までの期間は平均5年4ヵ月（最短0年，最長16年10ヵ月），線維筋痛症の発症年齢は44歳10ヵ月であった．圧痛点の個数は11〜13ヵ所の症例が16％，14〜16ヵ所が26％，17〜18ヵ所が58％で圧痛点が多い症例が多かった．元の仕事への復帰状況については，完全に戻れた症例は58％，ある程度まで戻ることが出来た症例が26％であり，合計84％が原職に復帰していた．11％は全く働くことができなかった．

　受傷した当時，環境や自分自身に事故以外のストレスがあったか否かという質問では，家族に28％，学校や職場に18％，自分自身に27％があったと答えた．

線維筋痛症の症状は続いているかという質問では，強く続いているという症例が21％，ある程度続いている症例が32％，ときどきあるという症例が47％であり，無症状の症例はなかった。

保険会社の補償について，納得できたという症例が27％，普通だったというのが27％，失望したというのが13％，非常に失望したという症例が33％であった。

最近の随伴症状における回答では，精神的な症状では不眠が31.6％，ゆううつ感が31.6％，不安感が36.8％であり（図5），身体的症状では頭痛57.9％，疲労感52.6％と半数を超える症例で続いていた（図6）。リウマチ症状は四肢

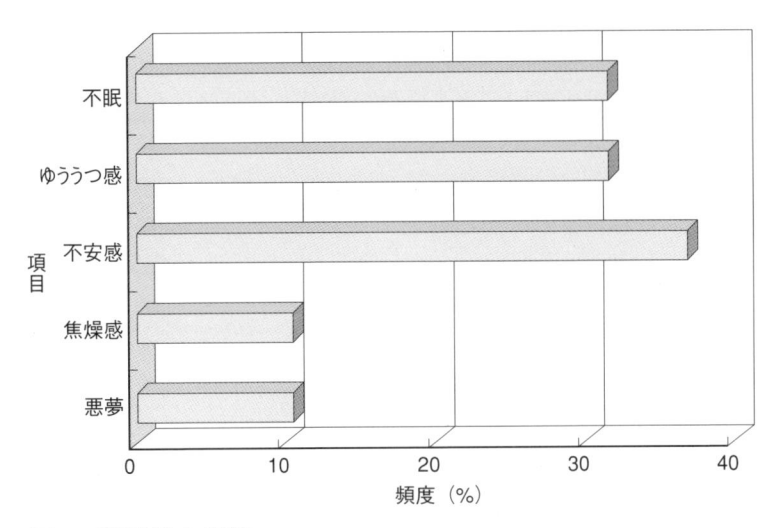

図5 精神的な症状

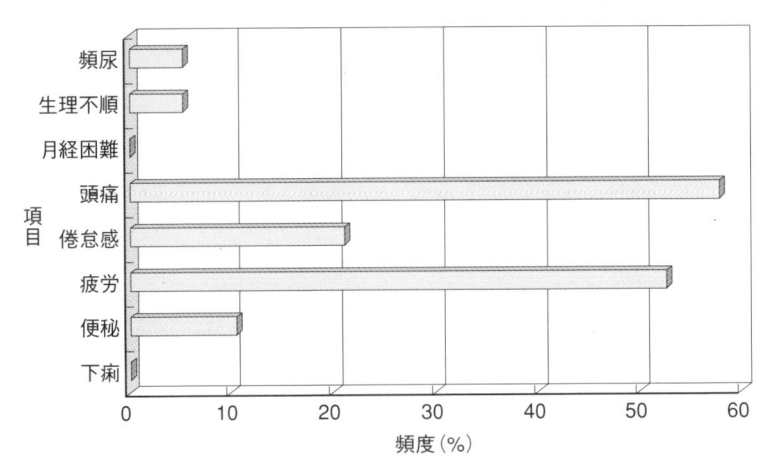

図6 身体的症状

のだるさと冷感が 42.1 %であった（図7）。結合組織病に似た症状については眼球乾燥症状が 77.8 %，関節痛が 57.9 %であった（図8）。受傷時の疼痛範囲と調査時の随伴症状の関係を Spearman の順位相関係数でみると ρ 値は 0.418，p 値は 7.65 %であり有意水準に達していないが，相関の傾向があると考えられる（図9）。

以上の調査結果から，事故の程度が軽度であっても線維筋痛症を発病しており，力学的因子だけでは線維筋痛症の発病は予測できないと考えられる。また，事故の大きさと線維筋痛症の発病とは相関がみられなかった。また，事故以外に周辺環境などからもストレスを受けており，事故だけが発病の誘因と結論づけることは困難と考えられた。

線維筋痛症を発病した場合，全例が調査時においてもなんらかの症状を有しており，初期の症状が広範囲である症例は筋骨格外の随伴症状が長引く傾向が

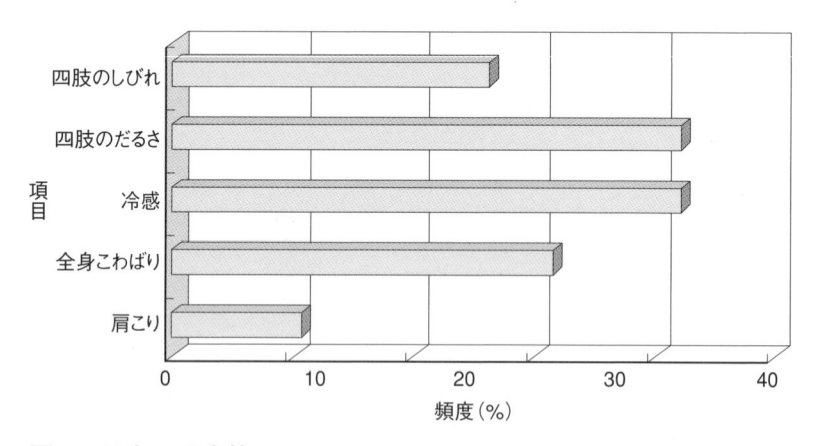

図7 リウマチ症状

浦野房三，他：頸椎外傷の既往歴を有する線維筋痛症．中部リウマチ 36：116-117, 2005. より

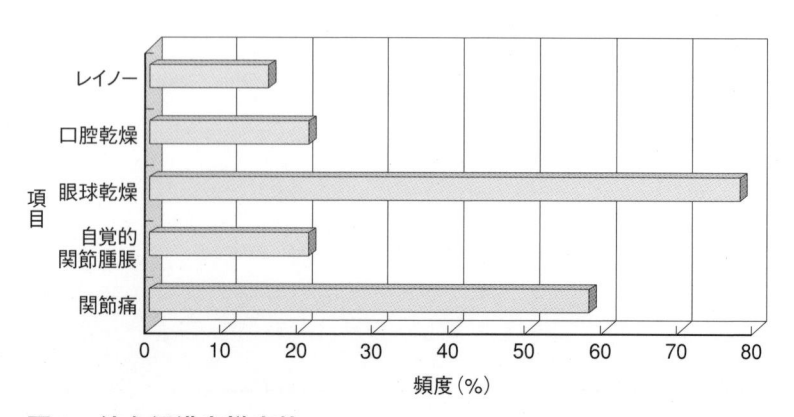

図8 結合組織病様症状

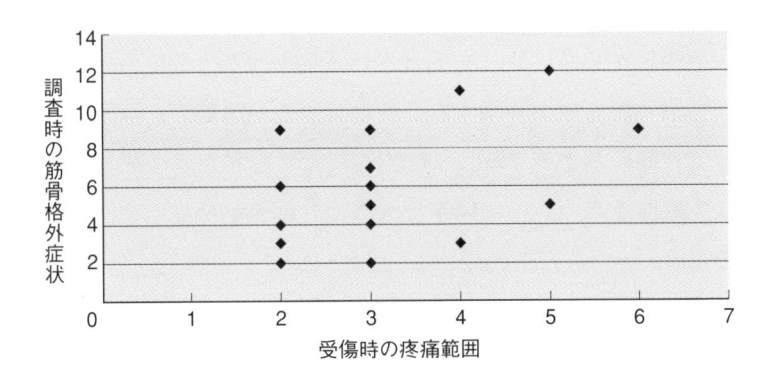

図9 受傷時の疼痛範囲と調査時の筋骨格外症状の関係
- Spearman 順位相関係数
  ρ 値 0.418 p 値 0.0765 †
- 受傷時の疼痛範囲は頸部,背部,腰部,胸部,そして四肢など身体各所をそれぞれ大まかに1ヵ所として単純に加算した.
- 筋骨格外症状は乾燥感,頭痛,疲労感,冷汗,ゆううつ感など調査時に残存している随伴症状を加算した合計点を示す.

浦野房三,他:頸椎外傷の既往歴を有する線維筋痛症.中部リウマチ 36:116-117, 2005. より

みられた.

　Buskilaらは頸椎外傷を受けた患者が線維筋痛症を発症するのは21.6％と報告している.これは相当の高率である.それに引き替え,下肢骨折患者の場合,線維筋痛症の発病率は1.7％であり,頸椎外傷を受けた患者の場合,下肢骨折患者の13倍の線維筋痛症の発病率といわれている[2].しかし,頸椎外傷から1年以上経過して発病することは少ないという報告もある.頸椎外傷を受けた患者で線維筋痛症が問題となるのは,受傷後1年以内であることが多く,1年以降になると発病率は一般の発病頻度と同等になる[3].また,鞭打ち患者の疼痛に関する研究では疼痛の家族歴のオッズ比が高いという報告もある[4].線維筋痛症の家族内発症は看過できない事象である.

　また,一方,イスラエルのTishlerらは頸椎外傷患者153例について14.5年超の調査をしたところ,線維筋痛症の発症は0.6％であった.しかし,この頻度はコントロール群と有意差はなく,頸椎外傷と線維筋痛症の発病は関連がないと報告している[5].

　今回,われわれの調査では事故の程度が軽度であっても線維筋痛症を発症しており,外傷の程度以外に心理的要因,あるいは遺伝的素因も看過できないようである.全例とも調査時においても何らかの症状が続いていた.また,事故

以外にも周辺環境からストレスを受けていた症例が3/4程度あり，線維筋痛症の発症には頸椎外傷を過小評価することはできないものの，今回調査では発病の主因として外傷のみを挙げることは困難と考えられた．

　実際の発症頻度を求めるには頸椎外傷後の非線維筋痛症の症例を含めた調査が必要と考える．

頸椎外傷を契機として発病した線維筋痛症
【症例9】70歳　女性　主婦
【主訴】全身広範囲の疼痛
【既往歴】虫垂炎手術，胃潰瘍手術
【家族歴】特記すべきことはなかった
【現病歴】1988年，車で止まっているところに追突されて受傷した．項部痛が出現し，近くの病院へ1ヵ月入院した．以後背部痛が続いており，7ヵ所の医療施設を受診した．
　1993年6月，当院を受診した．
【初診時の症状】項部背部および膝関節の疼痛，両手指のしびれ，全身の倦怠感，不眠，悪夢，手が腫れぼったい感じ，頸部の熱感，頭痛，全身のこわばり感を訴えた．
【初診時の所見】頸椎の運動性は正常，神経学的に異常は認めなかった．アメリカリウマチ学会 線維筋痛症分類基準の圧痛点は18ヵ所陽性であった．同日よりトフラニール®20mg/day，ロキソニン®300mg/dayを投与開始した．2週間後，頭痛は顕著に改善された．トリプタノール®10mg/dayを追加投与した．9月，肩痛が改善された．11月全身痛は著明に改善した．1993年12月から通院はやめていた．一方，夫の介護は続けていた．1996年3月，背部痛と両膝痛が再び出現して，当科を受診した．アメリカリウマチ学会 線維筋痛症分類基準の圧痛点は18ヵ所陽性であった．
【症状】高度の不眠症，軽度の悪夢，頻尿（夜間に4回），便秘，疲労倦怠感，ゆううつ感，焦燥感，咽頭痛，こわばり感，高度の肩こりをみた．ドグマチール®150mg/day，トフラニール®10mg/day，トリプタノール®10mg/day，フルカム®13.5mg/dayの投与を開始した．2週間後には疼痛は若干改善，睡眠も改善した．6月にはVASで40％になった．当時の両膝関節X線写真では軽度の関節症性変化がみられた．1997年2月にはアメリカリウマチ学会 線維筋痛

症分類基準の圧痛点はほとんど感じなくなった。引き続き投薬を続けていたが，口内炎，脱毛，口腔乾燥症状がみられ，耳鼻科紹介となった。唾液腺造影では充分な映像が得られなかった。1998年6月，眼科のシルマーテストは正常，表層角膜炎はごく軽度であった。1998～1999年の検査所見では，CRPは正常，リウマトイド因子，抗核抗体，抗DNA抗体，抗SS-A抗体，抗SS-B抗体などすべて陰性であった。その後も通院により投薬を続けている。2002年7月，肺塞栓で入院。抗リン脂質抗体は陰性であった。2003年は疼痛VASは20～30を維持している。

【この症例の考察】

頸椎外傷後，線維筋痛症を発病した。症状は四肢の疼痛以外に，多数の症状がみられ，膠原病に近い症状を呈していたが，顕著な他覚所見はみられなかった。しかし，受容的かつ共感的に接することにより症状には改善傾向がみられた。

文　献

1）浦野房三, 小野静一, 鈴木貞博：頸椎外傷の既往歴を有する線維筋痛症. 中部リウマチ 36（2）：116-117, 2005.
2）Buskila D, Neumann L, Vaisberg G, et al.：Increased rates of fibromyalgia following cervical spine injury. A controlled study of 161 cases of traumatic injury. Arthritis Rheum 40：446-452, 1997.
3）Neumann L, Zeldets V, Bolotin A, et al.：Outcome of pasttraumatic fibromyalgia：a 3-year follow-up of 78 cases of cervical spine injuries. Seminar Arthritis Rheum 32：320-325, 2003.
4）Schrader H, Obelieniene D, Bovim Gunner, et al.：Natural evolution of late whiplash syndrome outside the medicolegal context. Lancet 347：1207-1211, 1996.
5）Tishler M, Levy O, Maslakov I, et al.：Neck injury and fibromyalgia — are they really associated? J Rheumatol 33：1183-1185, 2006.

C 外陰部痛

　線維筋痛症患者は身体各所にさまざまな疼痛を訴える。四肢と体幹の疼痛は整形外科的な疼痛部位であるが，それ以外にも，口腔あるいは外陰部の疼痛を訴えることがある。筆者は2005年から数年の間に外陰部痛を同時に訴える9例の線維筋痛症患者を経験した。それらの患者の病態についてリウマチ科的立場から検討をした[1]。また，この中の症例は婦人科の専門誌で発表されている[2]。

　外陰部疼痛を訴えた患者は女性7例，男性2例の9例である。平均年齢は59歳（42～74歳）であった。アメリカリウマチ学会 線維筋痛症分類基準により全例とも線維筋痛症と診断された（表8）。

　全例ともアメリカリウマチ学会 線維筋痛症分類基準の圧痛点を用いて診断することができた。外陰部痛を訴える症例の多くは，初診時に外陰部疼痛を強調することが多く，広範囲の疼痛を訴えることは少ない。しかし，問診を進めることにより，疼痛の範囲が多部位であることがほとんどであり，線維筋痛症を疑うことにより診断が可能となる。

　外陰部痛（外性器痛）は，通常オープンに出来にくい疼痛のため患者は孤独な戦いを強いられる。婦人科あるいは泌尿器科などそれぞれの専門医を受診して，「異常はない」，あるいは「病気ではない」という担当医の言葉に傷つき，診療所を転々と回るという現状も数多くみられる。線維筋痛症の部分症状である場合も数多く，臨床医の注意すべき疼痛のひとつであると考える。

　主訴以外の症状として筋骨格症状がほとんどの症例でみられた。背部痛，腰痛，殿部痛，鎖骨痛，胸痛など体幹部の疼痛，そして，上肢痛，下肢痛，手関

表8　症例

症例	年齢・性		主訴	発病年月
症例1	74歳	女	外陰部痛	2005年2月
症例2	67歳	男	右鼠径部と陰嚢痛	2003年6月
症例3	42歳	女	外陰部痛	2003年11月
症例4	62歳	女	左恥骨部痛	2004年2月
症例5	60歳	女	外陰部痛	1999年
症例6	67歳	女	右外陰部痛	1998年
症例7	44歳	女	外陰部痛	2004年3月
症例8	64歳	男	睾丸痛	2004年3月
症例9	58歳	女	外陰部痛	1990年

節痛，手指痛，股関節痛，膝痛，大腿痛，下腿痛，足関節痛，踵痛，など四肢の疼痛のほか，四肢のしびれ，背部や肩のこり感などである．

また，随伴症状では，発熱，頭痛，腹痛，食欲不振，体重減少，疲労感，脱力感，吐気，胃腸障害，下痢，便秘，眼球乾燥感，口腔乾燥感，咳，咽頭痛，口内炎，不眠，入眠障害，中途覚醒，悪夢，抑うつ感，焦燥感，脱毛，皮膚乾燥感，日光皮膚炎，陰萎，頻尿，膣炎，などがみられた（表9）．

考えられる誘因には家族の死亡，各科の手術，あるいは内科的疾患の合併などが考えられたが，誘因が明確でない症例も多かった．

主な治療薬については，抗炎症剤ではインフリーS®，抗リウマチ薬ではアザルフィジンEN®，三環系抗うつ剤では，トリプタノール®，SNRIではトレドミン®，SSRIではルボックス®，デプロメール®，そのほかプレドニゾロン，デ

表9 随伴症状

症例	主訴（外陰部痛）以外の症状
症例1	吐気，腰痛，肩痛，手指痛，下腿痛，足関節痛
症例2	疲労感，陰萎，右腰痛，下肢痛，股関節痛，大腿痛，背部痛，背部こわばり，殿部痛
症例3	体重減少，疲労感，発熱，咳，口腔乾燥，不眠，入眠障害，中途覚醒，悪夢，頻尿
症例4	体重減少，肩こり，膝痛，入眠障害，中途覚醒，悪夢
症例5	体重減少，口内炎，胃腸障害，眼球口腔乾燥，中途覚醒，悪夢，疲労感，抑うつ感，乾燥感，便秘，膣炎，こわばり感，日光皮膚炎，頭痛，肩痛，手関節痛，足関節痛
症例6	背部痛，鎖骨痛，腰痛，咽頭痛，踵痛，便秘，眼球乾燥感
症例7	体重減少，疲労感，抑うつ感，焦燥感，発熱，食欲不振，中途覚醒，便秘，吐気，腰痛，四肢のしびれ
症例8	頭痛，脱毛，胃痛，両上肢痛，両下肢痛，腰痛，背部痛，胸痛，眼球口腔乾燥
症例9	不眠，咳，口腔乾燥，腰痛，背部痛，頭痛，腹痛

表10 既往歴・合併症

症例	既往歴および合併症
症例1	線維筋痛症，脊椎関節炎，シェーグレン症候群疑い
症例2	糖尿病，前立腺硬結
症例3	外傷あるいは手術歴はない
症例4	虫垂炎手術，右腎結石でESWLを受けた
症例5	陰部ヘルペス，腎結石
症例6	子宮筋腫手術，脊柱管狭窄症手術
症例7	糖尿病，子宮筋腫手術，過換気症候群
症例8	被殻出血，乾癬性関節炎，糖尿病，線維筋痛症，精巣摘除術
症例9	子宮全摘，腎盂腎炎

パス®，テグレトール®，などが使用されていた。

既往歴，合併症，あるいは手術歴についての検討では次のようなものがある（表10）。

脊椎関節炎，乾癬性関節炎，シェーグレン症候群，前立腺硬結，恥骨骨折，陰部ヘルペス，腎結石，腎盂腎炎，甲状腺機能亢進症，糖尿病，過換気症候群，被殻出血，子宮筋腫手術，脊柱管狭窄症手術，精巣摘除術などが認められた。

外陰部痛を主訴として紹介された症例

【症例10】47歳　女性　主婦
【主訴】外陰部痛
【既往歴】糖尿病　虫垂炎　過換気症候群
【家族歴】特記すべきことなし
【現病歴】2004年1月下腹部痛が出現し，婦人科的原因が不明のため，心療内科に紹介された。2月子宮筋腫摘出術を受けた後，疼痛は軽減していた。

3月初旬再び下腹部痛が出現し，婦人科に入院したが異常はなかった。4月には膀胱から尿道部痛が高度であった。その後，当科を紹介された。アメリカリウマチ学会 線維筋痛症分類基準の圧痛部位は18ヵ所が陽性であった。同日当科に入院し，ボルタレン®，コントミン®，プレドニゾロン，ルボックス®などの投与を行った。疼痛は徐々に改善し，4月23日退院した。

以後外来で加療していたが，7月，外陰部痛以外にも頭痛，背部痛，胸部痛，両鼠径部痛，両膝痛など疼痛が高度のため，上旬に入院した。トレドミン®50mg/dayの投与を開始した。外陰部痛は2週目にはVASで50％となった。3週目には，20～30％の日が多くなり，退院した。以後，外来通院となった。5ヵ月後，一時VASが58％となったが，同年12月，疼痛VASは10％と改善した。その後，ルボックス®，デパス®などの投与で疼痛は落ち着いている。
【症例の考察】手術などが増悪の誘因となったと考えられるが，「痛みを信じてもらえないのがつらい」など，受容的に接しない場合，症状の増悪が起こる。

四肢・体幹痛の部分症状として外陰部痛を訴えた症例

【症例11】60歳　女性　主婦
【主訴】外陰部痛
【既往歴】腎結石

【家族歴】特記すべきことはない

【現病歴】2000年に外陰部痛が出現した。その後，2003年，2004年にも出現した。

2004年8月総合病院の整形外科で脊柱管狭窄症の手術を受けた。一時改善していたが，10月には外陰部痛が増強した。11月，同院の婦人科受診では異常がみられず，当科を紹介され受診した。初診では疼痛の最も高度の部位は恥骨部を中心とした外陰部であったが，右胸部から右上腕痛，背部痛，両殿部痛もみられた。アメリカリウマチ学会 線維筋痛症分類基準の圧痛点は18ヵ所陽性でジャンピングサインもみられた。同年11〜12月には入院加療を行い，トレドミン®の投与を開始した。1ヵ月後には疼痛VASでは40％，2ヵ月後には30％と改善した。2005年7月には疼痛VASは28％となり，その後も通院加療を行っている。2007年8月から疼痛VASは10％前後であり，日常生活はほぼ通常どおり可能である。

【考察】今回発表した症例の大半は，初診の主訴として外陰部痛以外に四肢疼痛あるいは体幹部疼痛を訴えることは少なかった。広範囲疼痛患者の症状が適正に評価されない場合，線維筋痛症の分類基準は適応されず，また，線維筋痛症の診断もされることはない。詳しい問診により，広範囲疼痛，あるいは，線維筋痛症の引き金となる既往歴が明らかになることが多い。器質的病変がない疼痛であるが，受容的かつ共感的に接することにより，疼痛を改善させることが可能であった。

文　献

1) 浦野房三：広範囲疼痛．臨床医が知っておきたい女性の診かたのエッセンス，医学書院，東京，2007．
2) 橘　涼太，松原正和，本道隆明，他：線維筋痛症と診断され治療が有効であった2症例：難治性外陰部疼痛の取り扱いに関する考察．日産婦関東連会報 42：455-459, 2005．

D 口腔顔面痛 [1]

リウマチ科の日常診療において口腔顔面，あるいは顎関節痛を訴える症例は多い。線維筋痛症患者においても，器質的病変のない口腔顎部の疼痛を訴える症例には日常的によく遭遇する。

2005年3〜5月の間に当院リウマチ科に通院加療中の線維筋痛症症例に対し，口腔顔面の疼痛に関する調査を行った。口内炎など明らかな器質的病変を自覚している症例は除いた。調査対象は任意抽出の74例であり，口腔顎部疼痛に関する質問をアンケート形式で行った。症例数は女性60例，男性14例であり，疼痛を有する患者は21例（28.4％），非疼痛症例は53例（71.6％）であった。疼痛症例の平均年齢は52歳1ヵ月，非疼痛症例の平均年齢は55歳10ヵ月であり，男女比，年齢において統計的に有意な差は認められなかった（表11）。

疼痛部位の分布は図10に示すごとく，舌，歯齦，咽喉頭，下顎に症例が多

表11 口腔顎部痛などの調査対象患者

	疼痛を有する患者	疼痛のない患者
症例数	21例（28.4％）	53例
女性	19例[†]	41例
男性	2例	12例
平均年齢	52歳1ヵ月[††]	55歳10ヵ月

[†]：$p=0.194$　　[††]：$p=0.4456$
当院リウマチ科で通院加療中の線維筋痛症患者
任意抽出の74例に口腔顎部疼痛の質問を施行

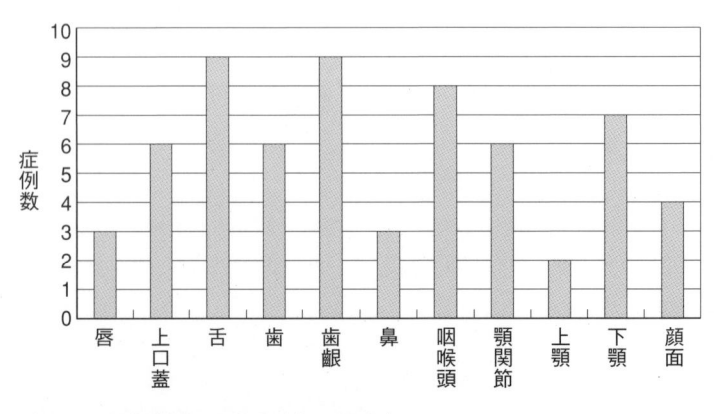

図10 疼痛部位の分布（21例中）

浦野房三：線維筋痛症のトータルケア．線維筋痛症ハンドブック，西岡久寿樹編．日本医事新報社，東京，2007．より

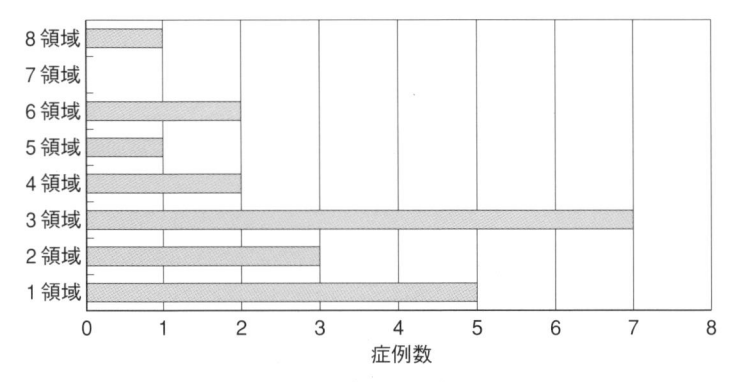

図11 複数領域の疼痛頻度（21例中）
- 領域とは顔面，上顎，下顎，舌，歯，鼻部，咽頭，など訴えた疼痛の部分を示す．
- したがって，3領域は舌，歯，鼻部など3つの領域の疼痛を訴えた状態を示す．

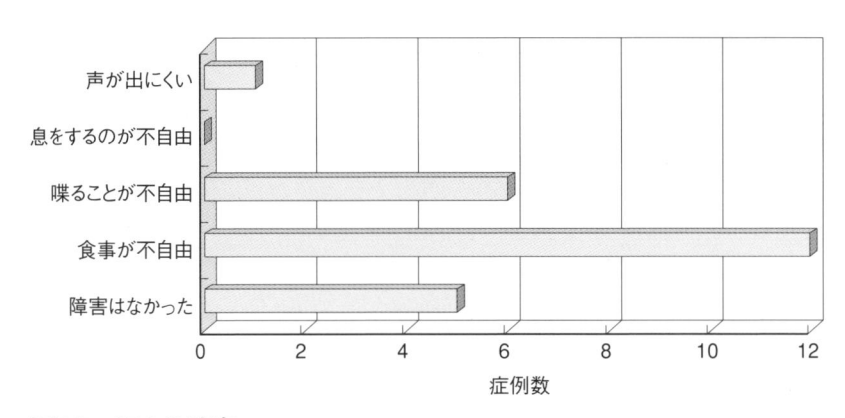

図12 ADLの障害

かった．疼痛部位は1ヵ所にとどまらないことが多く，複数部位を訴え，3領域以上にわたった症例は半数以上の13例であった．開口障害も半数近く9例にみられた（図11）．

ADLの障害としては障害がない症例は5例のみであり，食事，あるいは会話に不自由を感じていた症例も6例であった（図12）．

Korszunら[2]は質問表による調査を行い，線維筋痛症，あるいは，慢性疲労症候群の患者92例について調査を行ったところ，TMD（Temporomandibular Disorders，顎関節症）の既往があった症例は39例（42％）であったと報告している．また，Pleshら[3]はRDC/TMD（Research Diagnostic Criteria for Temporomandibular Disorders）の診断基準を満たした線維筋痛症の症例は75％であったと報告しており，線維筋痛症の患者にとっては口腔顎部の疼痛

は非常にありふれたものと考えることができる。われわれの調査結果では疼痛症例は28.4％であり，Korszunらの報告（42％）に比して，やや低いが，口腔顎部の疼痛は予想以上に多いことがわかった。すでに耳鼻咽喉科，歯科あるいは口腔外科の受診を済ませている場合もあり，リウマチ科あるいは整形外科など運動器専門の医師が口腔の局所的病態に対してコメントができる立場ではないが，器質的異常がみられない以上，患者の病状を受け入れながら，対処してゆくことになる。

性的虐待を契機として口腔顎部痛をきたした症例 [4]

【症例12】28歳　女性　看護師
【主訴】全身広範囲の疼痛
【既往歴，家族歴】特記すべきことはなかった
【現病歴】1999年1月始め，自宅近くで，数名の男性から性的虐待をうけた。2月には指の痛みに始まって，全身に疼痛が出現した。同時に睡眠障害も出現した。警察に数週間事情聴取を受けた。問題が解決した後，疼痛は若干改善した。2000年3月，顎関節痛が出現した。口が開きにくいなどの症状が出現した。同年11月，当科初診した。

初診時の症状は四肢と体幹の広範囲の疼痛，顎部痛，口内炎，頭痛，肩こり，羞明，眼球と口腔の乾燥感，舌痛，不眠症，悪夢，胃部不快感，月経困難症，全身倦怠感，抑うつ感，焦燥感を訴えていた。

【初診時現症】アメリカリウマチ学会　線維筋痛症分類基準の圧痛点は18ヵ所陽性。疼痛計では両肘1.4kg/1.7kg，両僧帽筋1.3kg/2.2kgであった。開口状態に関しては辛うじて二横指開くことが可能であった。

検査所見では一般血液，化学，尿検査では異常はなかった。免疫学的検査では抗核抗体80倍homogenous，C3 72.4mg/dl，C4 13.8mg/dlと低値を認める以外に異常はなかった。

本人が描いた疼痛部位を図に示す（図13）。

【その後の経過】薬物療法は本人の希望で行わなかった。看護師の仕事は続行し，趣味の山登りを継続した。2004年12月，当科を再診したが，症状は小康状態であった。

【考察】日常的に口腔顎部の疼痛を訴える患者は多く，また，患者の症状はこ

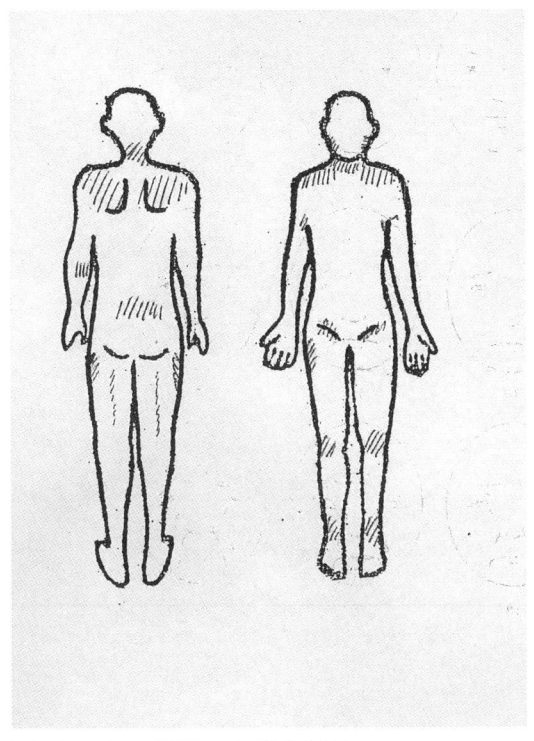

図13 本人が描いた疼痛部位

両顎部，頸部，肩甲部，腰部，両肩，両股関節，両大腿後面，両膝関節，両足関節に疼痛がある。

浦野房三：線維筋痛症診断における年代別の問題．臨床リウマチ 18（1）：93-97, 2006.

の症例のように，舌痛，顎部痛など口腔内，あるいは顔面などに限局しているわけではない．四肢・体幹など他の部位に関しても問診することが各科の医師に求められる．

文　献

1) 浦野房三：広範囲疼痛．臨床医が知っておきたい女性の診かたのエッセンス，医学書院，東京：192-195, 2007.
2) Korszun A, Papadopoulos E, Demitrack M, et al.：The relationship between temporomandibular disorders and stress-associated syndromes. Oral Surg Oral Med Oral Radiol Endod 86：416-420, 1998.
3) Plesh O, Wolfe F, Lane N：The relationship between fibromyalgia and temporomandibular disorders：prevalence and symptom severity. J Rheumatol 23：1948-1952, 1996.
4) 浦野房三：線維筋痛症診断における年代別の問題．臨床リウマチ 18（1）：93-97, 2006.

E 透析患者における線維筋痛症

1. 透析患者の線維筋痛症の頻度

　筆者が勤務する篠ノ井総合病院には全国でも有数の人工透析施設がある。2004年当時，透析センターで透析を受けていた患者は総数263名（男性：158名，女性：105名）であり，線維筋痛症公開シンポジウム，および日本透析医学会において，われわれは透析患者では複数回のシャント手術，あるいは長時間，同一の姿勢で透析を受けることなどが，線維筋痛症発病誘因のひとつであるメカニカルストレスとなりうる可能性を発表した。また，2004〜2005年にかけて調査を行い，透析患者で線維筋痛症を合併している患者の頻度をほぼ確定した[1]。

　当院で透析を受けている患者に対してアンケート調査を行い，広範囲の疼痛を有する患者を診察した。当院の透析患者の総数は263例，アンケートに答えた患者は173例，直接に診察した症例は82例であった。

　2回の調査から線維筋痛症と診断された症例は71例であり，アンケートに回答した症例の41.0％であった。調査時の平均年齢は64歳11ヵ月，平均透析期間は13年6ヵ月であった。透析導入前から疼痛症状があった症例は20例，導入後発病の症例は51例であった。アメリカリウマチ学会 線維筋痛症分類基準の圧痛点数の分布は16ヵ所以上が59例，11〜15ヵ所が12例であった。**図14**

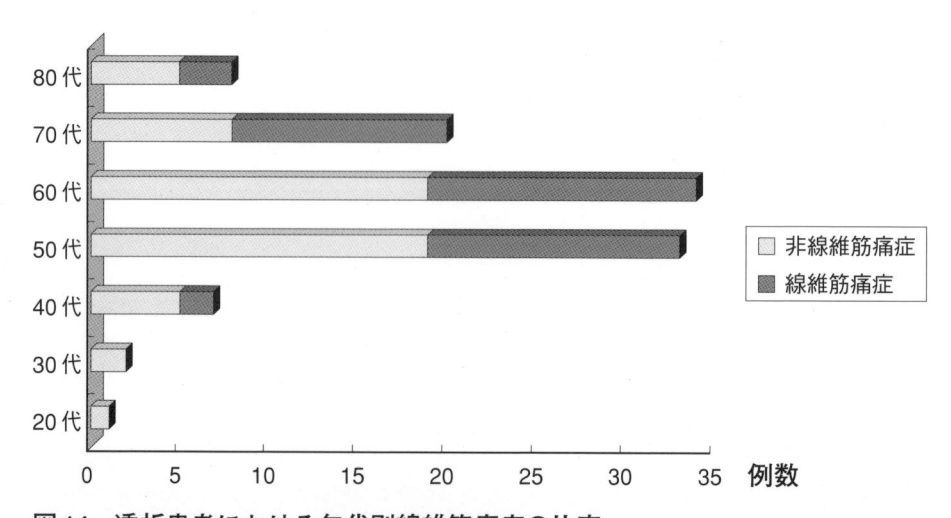

図14　透析患者における年代別線維筋痛症の比率
　　浦野房三：透析線維筋痛症．Pharma medica, in press.

図15 透析年数5年毎の線維筋痛症の比率
浦野房三:線維筋痛症のトータルケア―透析患者の線維筋痛症の調査から―. Pharma medica 24:49-51, 2006. より

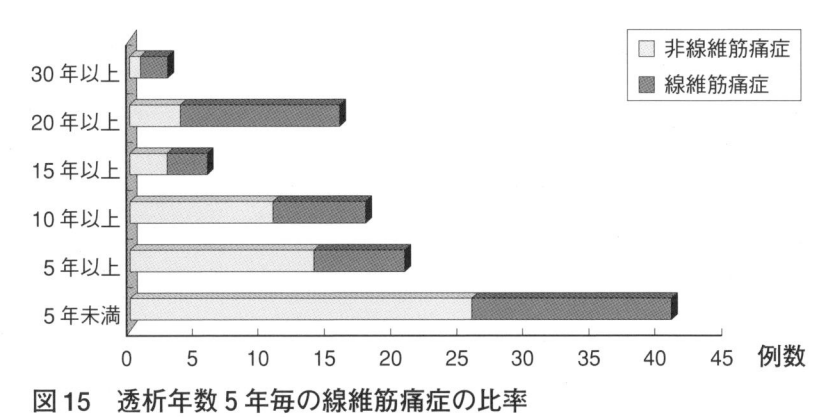

に示すごとく,各年代における比較では50代,60代,70代の患者数が多く,年代が若いほうが線維筋痛症の比率は低いが,70代以上では半数を超えている。

また,透析年数と線維筋痛症患者の比較をすると透析期間が長くなるに従い線維筋痛症患者の比率が増加する傾向がみられた(図15)。

外国における透析患者における線維筋痛症の比率の調査をみると,ブラジルにおいて,透析患者の線維筋痛症は3.9％であり,ブラジル全人口の有病率にかなり近い数字であると報告されている[2]。これは腎移植の問題と切り離して考える訳にはいかない。ブラジルにおいては腎移植術は通常に行われる頻度の高い手術であり,長年人工透析を受けている患者の比率は相当低くなる。わが国の腎移植が充分進展しない縮図がこの分野でも警鐘を鳴らしているといって過言ではない。

透析患者は透析を受ける期間が長くなると線維筋痛症を生じる比率が増してくる。

2. 透析患者に線維筋痛症を起こす誘因の調査

1) 調査

2004年に当院透析センターで加療をうけている患者に対してアンケート調査を行い,背部,腰部,胸部,四肢痛などに広範囲疼痛が3ヵ月以上続いている患者に対して,直接に診察を行った。線維筋痛症の診断にはアメリカリウマチ学会 線維筋痛症分類基準を用い,11ヵ所以上に疼痛を感じた症例を線維筋痛症と診断した。

アンケート用紙の内容は，シャント手術の回数，透析中苦痛と感じることがあるかどうか，長時間同一姿勢でいることの苦痛の程度，掻痒感，腹部手術など大きな手術を受けたことがあるかどうか，治癒までに3ヵ月以上要する外傷の既往があったかどうか，他に治療している病気について，就労の状況，過去から現在にかけて3ヵ月以上続く広範囲疼痛の既往の有無とその症状が始まった時期，また，疼痛を感じる部位，その痛みのために働けないことはなかったかどうか，随伴症状の有無など，透析と線維筋痛症に関連したものである。

データ解析の際に，透析導入前に線維筋痛症を発病したと考えられる症例も透析併存症例として解析をした。また，線維筋痛症を有しない透析患者を対照群とした。アンケート結果は統計ソフトを用い，カイ2乗検定，オッズ比，95％CI（95％信頼区間）を計算した。

2）結果

回答は113名（男性：69名，女性：44名）から得た。回収率42.8％であった。広範囲の疼痛が続いている53名に対して直接に診察を行い，線維筋痛症と診断した症例は46例（男性21例，女性25例）であり，アンケートに答えた患者の中での有病率は40.7％であった。調査時平均年齢は64歳5ヵ月であり，透析期間は平均12年7ヵ月（最短9ヵ月，最長31年8ヵ月）。透析導入前に線維筋痛症を発病していた症例は16例で，30例は透析導入後の発病であった。

アメリカリウマチ学会 線維筋痛症分類基準の圧痛点の分布は11ヵ所以上15ヵ所以下の症例が7名，15ヵ所から17ヵ所の症例が12名，18ヵ所の症例が27名であった。顕著な透析アミロイド症は3例であった。線維筋痛症の治療を受けていた症例は3例であった

腎不全の原因となった疾患についての検討では，慢性糸球体腎炎は線維筋痛症群では31例，非線維筋痛症群では42例で，糖尿病性腎症は線維筋痛症群で6例，非線維筋痛症群で12例と統計的に有意な値ではなかった（**図16**）（オッズ比：0.8365）。その他，発病あるいは増悪させると考えられる事象のカイ2乗検定，オッズ比，95％CI（95％信頼区間）は**表12**に示す。

同一姿勢によるつらさではオッズ比は5.383（**図17**），シャントなどの手術回数オッズ比は2.353，外傷との関係オッズ比：4.321，（掻痒感）他の手術との関係ではオッズ比：2.903，他の疾患との関係ではオッズ比：3.333，仕事との関係ではオッズ比：4.028であった。

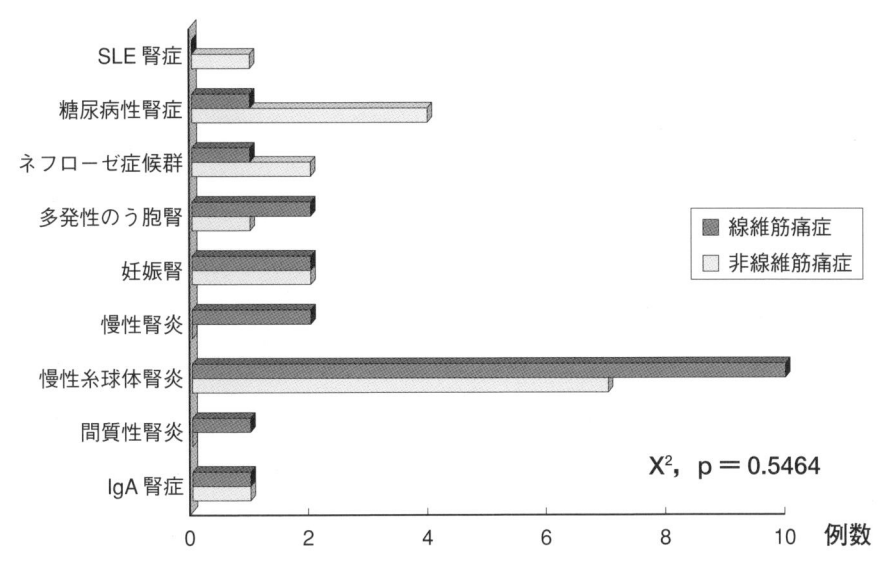

図16 透析の原因となった腎疾患

浦野房三:透析線維筋痛症. Pharma medica, inpress

表12 発病・増悪が考えられる事象

	カイ2乗	p値	オッズ比	95%CI
導入前疾患（CGN）	0.021	0.885	0.943	0.424 - 2.098
他の疾患	8.666	0.003	3.333	1.476 - 7.522
大きな外傷	6.197	0.013	4.321	1.256 - 14.648
同一姿勢	7.437	0.006	5.383	1.460 - 19.945
掻痒感	0.144	0.704	1.750	0.763 - 4.013
シャント手術の回数	4.362	0.037	2.353	1.049 - 5.275
他の手術	5.878	0.015	2.903	1.208 - 6.974
学歴	2.618	0.106	2.085	0.849 - 0.999
結婚歴	0.190	0.663	1.222	0.496 - 3.012
就業	9.352	0.002	4.028	1.603 - 10.047

浦野房三:線維筋痛症のトータルケア—透析患者の線維筋痛症の調査—.
Pharma medica 24:49-51, 2006.

随伴症状の出現頻度は**表13**に示すように，四肢のしびれ感44.4％，不眠33.3％，便秘33.3％，疲労感30.6％，口が渇いた感じ27.8％，関節痛25.0％，いらいら感25.0％などがみられた。

透析導入前の発病症例は導入前の各科の病状が関係していることが推測される。導入後の透析との関わりを検討する必要もある。メカニカルストレスの各因子の経時的影響も考えられる。糖尿病性腎症は，今後ますます増加することが予想され，透析患者の疼痛に対する各方面への啓蒙が必要である。

図17 同一姿勢によるつらさ

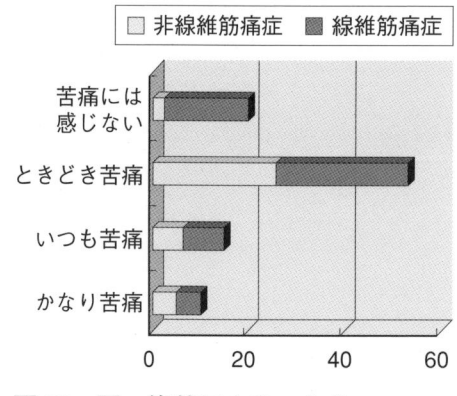

	線維筋痛症	非線維筋痛症
苦痛	38	40
苦痛には感じない	3	17

X²乗	p値	オッズ比	95%CI
7.437	0.0064	5.383	1.460-19.845

表13 透析線維筋痛症の随伴症状の出現頻度

四肢のしびれ感	44.4%	不安感	13.9%
不眠	33.3%	眼の奥が痛い	11.1%
便秘	33.3%	四肢こわばり感	11.1%
疲労感	30.6%	ゆううつ感	8.3%
口が渇いた感じ	27.8%	悪夢	8.3%
関節痛	25.0%	全身のこわばり感	8.3%
いらいら感	25.0%	眼が乾いた感じ	8.3%
四肢の冷感	22.2%	レイノー現象	8.3%
倦怠感	22.2%	下痢	8.3%
四肢のだるさ	19.4%	頻尿	5.6%
頭痛	16.7%	関節の腫れ	2.8%

3. 透析線維筋痛症における各種の調査

臨床病態の検討で,透析の原因となった腎疾患について,線維筋痛症群と非線維筋痛症群において,群間の比較を行った。慢性糸球体腎炎,糖尿病性腎症などが両群で多数を占めていたが,両群での分布には有意差はなかった($p=0.5464$)。既往歴および合併症の出現頻度は副甲状腺機能亢進症,あるいは,悪性腫瘍などは線維筋痛症群で高頻度であったが,統計的には有意ではなかった。

手術の既往歴について出現頻度を検討した。胸腹部婦人科手術は線維筋痛症群で高頻度であり,統計的に有意差がみられた($p=0.0004$)。整形外科リウマチ性疾患の既往歴の調査において,次の疾患で線維筋痛症群の頻度が高く統計的に有意差がみられた。すなわち,腱鞘炎・付着部炎はp値が0.0004と明らかに線維筋痛症群で高頻度であった。関節炎および関節症ではp値は0.0086,そして,頸椎捻挫・脊椎疾患ではp値は0.0058であり,これらのリウマチ性疾

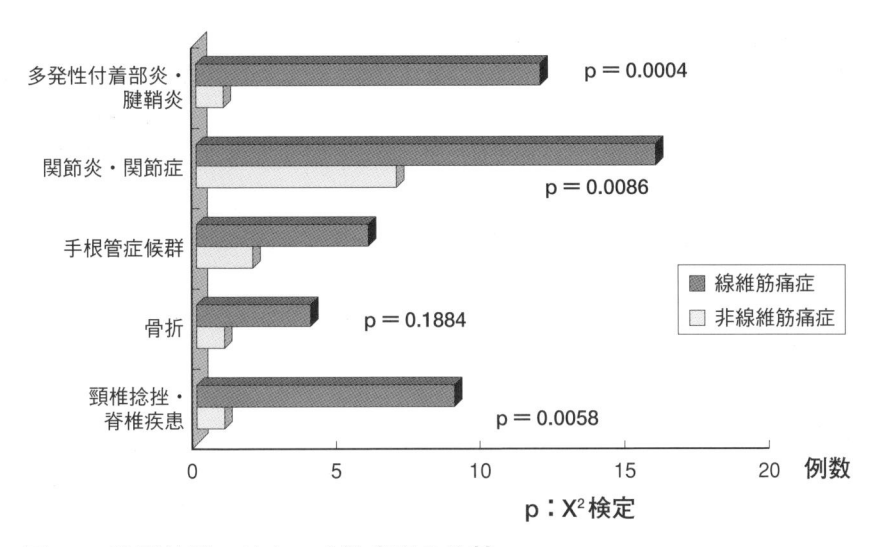

図18 整形外科・リウマチ性疾患の比較
浦野房三：線維筋痛症のトータルケア―透析患者の線維筋痛症の調査から―.
Pharma medica 24：49-51, 2006.

患は線維筋痛症群で高頻度であった（**図18**）。

一方，透析患者においてmatrix metalloproteinase-3（MMP-3）の増加が報告されている[3]。透析アミロイドーシスを有する患者ではアミロイドーシスのない患者に比して高値を示す[4]。これは通常，関節リウマチなど軟骨に破壊をもたらす疾患で高値を示す。長期間の透析患者でMMP-3が高値を示す場合は疼痛症状と関連している可能性があるが，一般の線維筋痛症ではMMP-3が上昇することはない。透析患者の疼痛病態を適切に把握することにより，透析患者の疼痛管理に有効な対処方法が見い出せる可能性がある。

透析患者で，MMP-3が高値を示した場合は線維筋痛症様の症状に加えて，脊椎関節炎などを合併していることが考えられる。

調査を行った症例は全例が女性である。線維筋痛症患者群の症例数は20例，非線維筋痛症患者群は18例，コントロール群は16例であった。平均年齢は線維筋痛症群が59.4歳，非線維筋痛症群が58.7歳，コントロール群が58.8歳であり，統計学的に有意差はなかった。透析期間は線維筋痛症群が19.5年，非線維筋痛症群が7.6年で，統計的に有意に線維筋痛症群が長かった（$p = 0.305$）。

MMP-3の測定値の平均値は線維筋痛症群が204.38ng/ml，非線維筋痛症群が172.189ng/ml，コントロール群が36.95ng/mlであり，線維筋痛症群と非線維筋痛症群では統計学的に有意差はみられなかったが（$p = 0.2877$），線維筋

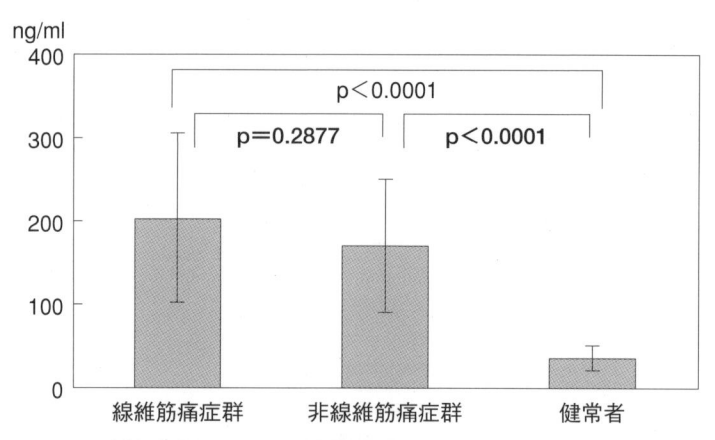

図19 透析患者における線維筋痛症と非線維筋痛症，および健常者のMMP-3の比較

MMP-3：matrix metalloprotenase-3を3群で比較した。透析患者では線維筋痛症の有無による有意差は認められなかった。

浦野房三：透析線維筋痛症．Pharma medica, in press.

痛症および非線維筋痛症群はコントロール群に比して両者とも明らかに有意に高値を示した（$p < 0.0001$））（図19）。

Kerimogluら[5]は超音波を用いた透析患者の付着部炎について報告している。10年を超えると多発性付着部炎が増加するとの報告がある。年数が進むほどMMP-3の増加がみられ，骨関節の合併症が増加してくる。われわれの症例では線維筋痛症を有する症例で腱，靱帯などのトラブルが多かった。

透析患者は常に関節炎あるいは疼痛病態を起こしうる状態であることも推定される。また，MMP-3は両群とも健常者に比して高い値を示しており，骨関節炎症状を生じやすい病態を常に有していることが推測される。

透析経過中に線維筋痛症を発症した症例

【症例13】69歳　女性

【主訴】広範囲疼痛

【既往歴】甲状腺腫手術，S状結腸癌手術

【家族歴】特記すべきことはなかった

【経過】1954年に慢性糸球体腎炎と診断された。1981年3月透析導入。以後週3回の人工透析を受けていた。1991年，当院へ転院。1996年9月転倒して，右肘頭骨折をきたし，手術を受けた。以後右手痛，右股関節痛，腰痛，右殿部から大腿痛が出現した。その後，殿部痛に対してはペインクリニックにおいて仙

骨ブロックなどを受けていた。

　1998年10月には両手指のこわばりが出現し，1999年8月当科を受診した。頭痛，脱毛，腰痛，関節痛，不眠，悪夢，疲労感，倦怠感，焦燥感，咽頭痛，肩こり，口腔乾燥症状，などを訴えていた。アメリカリウマチ学会 線維筋痛症分類基準の圧痛点は18ヵ所陽性であった。検査所見ではC3の低下がみられた。抗SS-A抗体，SS-B抗体は陰性であった。

　2000年1月には左大腿骨転子部骨折をきたし，手術を受けた。2003年5月，洞不全症候群に対して，心臓ペースメーカー移植術を受けた。2008年3月には頸部脊柱管狭窄症による知覚および運動障害が出現し，2008年3月脊柱管拡大術および椎体固定術を受けた。また同年，左手根管症候群の手術を受けた。その後も維持透析療法を受けているが，手指の腫脹，膝関節の腫脹が時に出現する。

【検査所見】CRPは正常域のことが多いが，関節炎症状が高度な時は9.88mg/dlなど異常値を示した。

文　献

1) 浦野房三：線維筋痛症のトータルケア—透析患者の線維筋痛症の調査から—．Pharma medica 24（6）：49-51, 2006.
2) Couto CI, Natour J, Carvalho AB：Fibromyalgia：its prevalence and impact on the quality of life on a hemodialyzed population. Hemodial Int 12：66-72, 2008.
3) Preston GA, Barrett CV, Alcorta DA, et al.：Serum matrix metalloproteinases MMP-2 and MMP-3 levels in dialysis patients vary independently of CRP and IL-6 levels. Nephron 92：817-823, 2002.
4) Naganuma T, Sugimura K, Uchida J, et al.：Increased levels of serum matrix metalloproteinase-3 in haemodialysis patients with dialysis-related amyloidosis. Nephrology 13：104-108, 2008.
5) Kerimoglu U, Hayran M, Ergen FB, et al.：Sonographic evaluation of entheseal sites of the lower extremity in patients undergoing hemodialysis. J Clin Ultrasound 35：417-423, 2007.

F 戦争，PTSD，虐待，高齢化社会と線維筋痛症

　線維筋痛症は患者自身の能力の及ばない外的な事象に影響を受けて，さまざまな症状が増悪することが多いが[1]，疼痛コントロールがスムーズにいかない症例も多い[2]。YunusらはMMPIを用いた研究で，線維筋痛症の主症状は精神的なものから独立しているが，疼痛の程度は精神的な要素に影響されうるという[3]。肉体的虐待，drug abuseなどが症状に悪影響を与え[4]，性的虐待も症状の種類と重症度に相関するといわれている[5]。

1. PTSDと線維筋痛症

　1991年，湾岸戦争に従軍した兵士の病状が湾岸戦争症候群と命名され，戦争と慢性疲労症候群，あるいは線維筋痛症との関係が注目されるようになった[6]。

　我が国では大事故あるいは大災害のあと心的外傷後ストレス障害（PTSD：post-traumatic stress disorder）を発病することが阪神淡路大震災の後，特に注目されるようになり，PTSDに関する記述がインターネットあるいは新聞などのマスメディアでも数多く見られるようになった。また，2001年9月11日のニューヨークにおける同時多発テロの事件以来，アフガニスタンおよびイラク戦争の帰還兵などについて国際的にPTSDに関する注目度は高まっている[7,8]。

　Cohenら[9]は線維筋痛症の患者に対してDSM-Ⅳの基準を用いてPTSDについて有病率を調査したところ57％であり，一般の頻度より有意に高いと述べている。また，PTSDの既往歴がある線維筋痛症患者は忌避，過覚醒，追体験，苦悩，および，うつ状態のレベルが高いという。大うつ病のあるPTSD患者が線維筋痛症を発現するオッズ比は大うつ病のないPTSDに比して3.2であった[10]。また，PTSDでは21％に線維筋痛症の合併がみられたという報告もあり[11]，線維筋痛症を発病する誘因ともなるようである。

　2002年に発表されたPTSDと線維筋痛症について研究されたイスラエルのCohenらの報告を紹介する[9]。

　線維筋痛症患者77名をPTSDの診断基準（CAPS）で調査したところ，56％にあたる44名がPTSDと診断された。PTSDのもととなった事象と症例数は次のように述べられている。親しい友人や身内の死亡を経験した人が35％と最も多く，続いて高度の交通外傷が7％，他人が重傷を負うのを目撃した人が2％，労務災害が3％，軍隊や戦闘行為6％，強制収容所（ホロコースト）か

らの生還者1％，家庭内暴力9％，自然災害4％，誘拐拷問1％，性的暴力2％，生命にかかわる重病の診断を受けた人12％，自分の子どもが重病の診断を受けた人3％，その他の外傷9％と報告されている。

　PTSDのある線維筋痛症患者とPTSDのない線維筋痛症患者での大きな違いは雇用率がPTSDのある患者で59.1％，PTSDのない患者で81.8％と統計学的に有意差がみられた。そのほか結婚しているかいないか，受けた教育の程度，罹病期間，過去の外傷などでは統計学的には有意差はなかった。

　考察の部分においてShermanら[12]は線維筋痛症の56％はPTSD様の症状を訴えており，これらの患者の疼痛や苦痛のレベルはより強かったと記されている。アメリカ合衆国の全人口に対するPTSDの比率は6〜9％といわれており，線維筋痛症におけるPTSDの比率はかなり高い。Resnickら[13]は女性の性的暴力（rape）の被害者はその後の人生で32％がPTSDの基準にあてはまり，13％が暴力の直後PTSDになったと報告している。また，ベトナム戦争の帰還兵のうち30％がPTSDになった。こういう結果からPTSDと線維筋痛症とは明らかに関連がありそうだが，この因果関係についてはまだ明確には解明されていない。この論文の著者がいうには線維筋痛症の患者がストレスを感じる深刻な心的外傷を述べてくることがあるが，自分の線維筋痛症とストレスの経験とが関係あるとは考えてはいないし，また，自分の苦労した経験を他人に話すことが少ないと述べている。筆者の外来では患者自身が，こういう苦労があったと話してくれる場合もあるが，不幸な過去を話したがらない国民性の違いがあるかもしれない。

2. 同時多発テロ事件と線維筋痛症の報告

　2001年9月11日，同時多発テロ事件から約2ヵ月後，アメリカで2,000人を超える人々にPTSDに関する調査が行われた。ニューヨークの市街地のPTSDの発症頻度は11.2％，ワシントンD.C.では2.7％，他の大都市では3.6％，その他の地域では4％であった。ニューヨークでは合衆国の他の地域に比べて，極めて高頻度であり[8]，おそらくこの中から，かなりの頻度で線維筋痛症を発病していると考えられる。

　Williamsらの報告[7]は以前から線維筋痛症であった患者がこの事件の直前と直後で，症状がどのように変化したかについて調べている。

　ワシントンD.C.に住む8人の線維筋痛症の患者に対してパソコンを使い疼

痛,睡眠の質について調査をした。retrospective に 8 月 28 日～9 月 10 日までと,9 月 11 日,9 月 12～18 日そして,9 月 19 日～25 日までの 4 つの期間で評価を行った。評価は自己評価で VAS（Visual Analogue scale）を使用し,0 は全く痛みがないレベル,10 は耐え難い痛み。睡眠についての VAS は 0 が全く眠れない,10 がよく眠ったという尺度である。結果は疼痛症状および睡眠の質では統計的にもこの事件の前と後では悪化はなかったと報告している。著者はリアルタイムで調査した患者人数は 8 人であり,充分な症例数ではないが,線維筋痛症には大きな事件よりも日常のささいな出来事が症状の増悪に影響するのではないかとコメントしている。この事件に関係した報告は当時,心理学的問題としても注目された。

その後,2003 年からイラクにおける戦争が続いている。戦争では同様の反応が常に起こり,戦争による PTSD の発病は必然である[14]。

3. 性的虐待と線維筋痛症

青年期特有の問題としては,恋愛あるいは結婚に関連した問題が多い。女性の場合,性的虐待に遭いやすい[15, 16]。性的虐待と PTSD は密接な関係がある。度重なる性的虐待により PTSD を発症したという事例を現在,マスメディアでも取り上げるようになってきた。Taylor ら[17]の報告ではコントロールに比して性的虐待を受けた患者の線維筋痛症発病率は 65％対 52％と高頻度ではなかったが,性的虐待を受けた線維筋痛症症例は受けてない症例に比して,リクレーションや社会的な活動性が低く,突然からだの力が抜けたり,休んでも身体の疲労感が残り,体重の顕著な変動,強いしびれ感,集中力の低下,腹部のけいれん,などが性的虐待を受けなかった線維筋痛症患者に比して有意に高いという。

性的虐待については患者が医師には本当のことをいえない状況がある。通常,症状が遷延していても,患者が早期に性的虐待の事実を医師に告げることは少ない。

性的虐待により線維筋痛症を発病した症例
【症例 14】52 歳　女性　介護職員
【既往歴,家族歴】特記すべきことはなかった
【生活歴】幼少の頃から,過干渉の父親に日常生活の些細な行動を監視された。

両親の諍いが日常であり，10歳当時顔面のチック症状が出現した。また，対人恐怖症も出現。結婚後，夫はアルコール依存症で，患者は顔面を殴られるなどのほか，性的虐待も受けた。その後離婚した。

【経過】15歳時，高校入学時より腰背部痛・肘痛が出現し，整形外科，あるいは整骨院を受診した。時に踵痛も出現し，歩行時痛もみられた。2006年，近医（リウマチ科）を受診した。腰痛が高度のため，インフリーS®，ノイロトロピン®の投与を受けたが軽快せず，整形外科を紹介された。2007年5月，当科を初診した。アメリカリウマチ学会 線維筋痛症分類基準の圧痛点は18ヵ所陽性であった。その後，近医により疼痛のコントロールを受けている。

【症例の考察】幼児虐待，性的虐待などによるPTSDなどが考えられ，線維筋痛症を発病する誘因が多数みられた症例である。

性的虐待により発病した線維筋痛症の症例

【症例15】36歳　女性　公務員

【主訴】四肢体幹痛

【既往歴，家族歴】特記すべきことはない

【現病歴】2008年1月に四肢痛と外陰部の疼痛が出現した。四肢痛は比較的軽度であった。外陰部痛が高度のため，婦人科医を受診したが，婦人科的には異常がみられなかった。その後，数ヵ所の婦人科を受診したが，いずれも異常所見はみられなかった。5月当院婦人科を受診した。婦人科的には異常所見がみられず，リウマチ科的異常の有無について，紹介された。当科初診時，涙ぐんでおり，うつ状態が疑われた。アメリカリウマチ学会 線維筋痛症分類基準の圧痛点は18ヵ所陽性であった。入院後，疼痛は改善傾向にあったが，夫とのコミュニケーションが不十分であり，外泊で夫と時間を過ごすことにより症状は増悪した。4週後には疼痛VASでは40％以下のことが多くなり退院した。退院後は疼痛VASでは30％以下を保てるものの，夫の理解が不十分であり，時にうつ症状が増悪した。退院後，家族の報告により夫の執拗な性的要求が患者にとって耐え難い苦痛となっていたことが判明した。

4. 青壮年期の線維筋痛症

青年期の発病に関して，当科に通院中の青年期の患者に対し調査を行ったところ，女性では月経不順など内分泌系の不調を訴えた患者が81.8％を占めた

表14　青年期における線維筋痛症の症状の頻度

症状	調査症例数	出現した症例数	%
腰痛	14	8	72.7
項痛	14	13	92.9
四肢痛	14	14	100
顎関節痛	14	2	14.3
口腔内潰瘍	14	3	21.4
乾燥症状	14	10	71.4
こわばり感	14	10	71.4
レイノー現象	14	2	14.3
脱毛	14	1	7.1
不眠	14	8	57.1
月経困難症	11	9	81.8
頭痛	14	13	92.9
ゆううつ感	14	13	92.9
疲労倦怠感	14	14	100
下痢・便秘	14	5	35.7
四肢しびれ感	13	4	30.8
四肢脱力感	14	13	92.9

25歳から40歳までの女性12例,男性2例,合計14例

浦野房三:線維筋痛症診断における世代別の問題.臨床リウマチ 18:93-97, 2006.

(表14)[18]。また,疲労倦怠感は100％にみられた。青年期には若くて体力があるとの推定のもとに職場あるいは家庭でも,過剰に期待をかけられることが多い。疼痛あるいは疲労感のために集中力が欠け,QOLの低下がおこる。職場の要求も充分に全うできないため,休職せざるを得ない状況が出現する。その結果,退職に追い込まれることもある。

中年世代は子育て,および,介護の世代にあたる。とくに女性の場合は子育てにかかわる問題と,自分の親,あるいは舅や姑からの要求などの板ばさみに苦しむ状況となる。舅姑の介護のために相当な葛藤を抱えていることが多い。

高齢者の線維筋痛症では30代あるいは40代に発症した症例も数多くみられる。整形外科的疾患に続発して発症した症例にも頻繁に遭遇する。高齢者の場合,独居状態で症状が遷延することが多い。抗うつ剤などの投与は副作用に注意しつつ,少量から始められるべきだが,著効することは少ない。

Yunusら[19]は60歳以上の高齢の線維筋痛症患者と若年者の線維筋痛症について調査を行った。線維筋痛症の診断は17％に下されていた。60歳以上の症例のうち45％は発病が60歳以上で,症例の90％が女性であった。線維筋痛

症の筋骨格外の各種症状の出現頻度は若年者と高齢者では大きな差異はなかった。

線維筋痛症の治療について近年，各種薬剤の知見が発表されている。トリプタノール®，トラマール®，SSRI，SNRI，ガバペン®，プレガバリン[20]などの薬剤の効果が認められている。これらの薬剤を使用する際にも，線維筋痛症の正確な診断が大切である。わが国ではいまだにunderdiagnosisの傾向があり，高齢者には充分なケアがされていない。

一方，線維筋痛症が徐々に国内に浸透するにしたがって，新たな問題も出てきている。

広範囲の疼痛を訴える高齢者の場合，従来はリウマチ性多発筋痛症とされてきたが，最近は圧痛点の評価から線維筋痛症とされることが多い。炎症マーカーの上昇，他覚的な四肢の腫脹，あるいは，浮腫などがみられる場合，また，靭帯あるいは腱の炎症などがみられる場合は線維筋痛症の単独発症ではなく，脊椎関節炎を伴っていることが多い。脊椎関節炎の場合，通常のX線写真，CT，MRIで確認できることがある。付着部炎に加えて，画像診断にも注意を払うことが大切である。

5. 高齢者の線維筋痛症

近年，わが国は少子高齢化の社会となり，介護においてもアジア諸国からの介護士を受け入れざるを得ない時代となった。高齢者にとっては比較的若い年代から発病した症例が高齢化するに従い，症状が増強している症例も多い。また，各種運動器疾患に続発して線維筋痛症を発病する症例もみられる。

高齢者における線維筋痛症の症例
【症例16】85歳　女性
【主訴】背部痛，腰痛
【既往歴】胃潰瘍に胃切除
【家族歴】特記すべきことなし
【生活歴】4人の子どもは都会で働き，独り暮らし
【現病歴】1993年4月，誘因なく腰痛が出現，当院整形外科を受診した。X線所見では第11胸椎圧迫骨折がみられた。オステン®，エルシトニン®などを投与された。

1993年8月よりニフラン®を投与した．1994年2月，腰椎棘突起の叩打痛がみられた．1995年5月左殿部痛，10月には項部痛，右肩痛もみられた．11月には背部痛を訴えるも棘突起の叩打痛はみられなかった．

1996年1月には腰痛が増強したが7月には腰痛は軽減した．以後リウマチ科で治療した．9月には胸部痛が出現．1997年11月アメリカリウマチ学会 線維筋痛症分類基準の圧痛点は16ヵ所陽性であった．同時に全身倦怠感，頻尿，不眠およびゆううつ感を訴えていた．一般の血液生化学検査，検尿には異常は認めなかった．抗核抗体20以下，抗DNA抗体は1IU/ml以下，C3軽度低下がみられた．1998年4月からユーロジン® 2mgを投与開始．1998年12月白内障の手術を受けた後，肩のこり感が高度となり，冷汗も出現した．

【この症例の考察】高齢女性で骨粗鬆症による脊椎圧迫骨折が発病のトリガーと考えられるが，地方の農村に独居しており，家族との交流がなく，現代の高齢化社会の典型例である．欧米でも高齢者の線維筋痛症は看過出来ない問題と考えられている[19]．疼痛症状のほか，多彩な自律神経症状があり，医療者にとっては家族の目線をもった対応が必要となる．介護保険発足以前の症例であるが，高齢者を取り巻く現状に改善のみられることを期待したい．

6. まとめ

4項と5項では線維筋痛症の診断に際して年代別に注意すべき問題を述べた．いまだに線維筋痛症はunderdiagnosisの傾向があり，X線所見などで異常がないと診断不能の痛みとされていることが多い．局所の疼痛のみにとらわれず，患者の全体像を観察し，アメリカリウマチ学会 線維筋痛症分類基準の圧痛点を押してみることが診断には大切と考える．

文 献

1) Pastor MA, Salas E, Lopez S, et al.: Patients' beliefs about their lack of pain control in primary fibromyalgia syndrome. Br J Rheumatol 32: 484-489, 1993.
2) 浦野房三，鈴木貞博：線維筋痛症候群の短期治療成績．臨床リウマチ 10: 259-265, 1998.
3) Yunus MB, Ahles TA, Aldag JC, et al.: Relationship of clinical features with psychological status in primary fibromyalgia. Arthritis Rheum 34: 15-21, 1991.

4) Boisset-pioro MH, Asdile JM, Fitzchales MA : Sexual and physical abuse in women with fibromyalgia syndrome. Arthritis Rheum 38 : 235-241, 1995.
5) Taylor ML, Trotte DR, Csuka ME : The prevalence of sexual abuse in women with fibromyalgia. Arthritis Rheum 38 : 229-234, 1995.
6) Doebbeling BN, Clarke WR, Watson D, et al. : Is there a Persian Gulf War syndrome? Evidence from a large population-based survey of veterans and nondeployed controls. Am J Med 108 : 695-704, 2000.
7) Williams DA, Brown SC, Clauw DJ, et al. : Self-report symptoms Before and After September 11 in patients with fibromyalgia. JAMA 289 : 1637-1638, 2003.
8) Schlenger WE, Caddell J M, Ebert L, et al. : Psychological reactions to Terrorist Attacks. JAMA 288 : 581-588, 2002.
9) Cohen H, Neumann L, Haiman Y, et al. : Prevalence of post-traumatic stress disorder in fibromyalgia patients : overlapping syndromes or post-traumatic fibromyalgia syndrome? Semin Arthritis Rheum 32 : 38-50, 2002.
10) Roy-Byrne P, Smith WR, Goldberg J, et al. : Post-traumatic stress disorder among patients with chronic pain and chronic fatigue. Psychol Med 34 : 363-368, 2004.
11) Amir M, Kaplan Z, Neumann L, et al. : Posttraumatic stress disorder, tenderness and fibromyalgia. J Psychosom Res 42 : 607-613, 1997.
12) Sherman JJ, Turk DC, Okifuji A : Prevalence and impact of posttraumatic stress disorder-like symptoms on patients with fibromyalgia syndrome. Clin J Pain 16 : 127-134, 2000.
13) Resnick HS, Kilpatrick DG, Dansky BS : Prevalence of civilian trauma and posttraumatic stress disorder in a representative national sample of woman. J Consult Clin Psychol 61 : 984-991, 1993.
14) Jamil H, Nassar-McMillan SC, Salman WA, et al. : Iraqi Gulf War veteran refugees in the U.S. : PTSD and physical symptoms. Soc Work Health Care 43 (4) : 85-98, 2006.
15) Mountz JM, Bradley LA, Modell JG, et al. : Fibromyalgia in women. Abnormalities of regional cerebral blood flow in the thalamus and the caudate nucleus are associated with low pain threshold levels. Arthritis Rheum 38 : 926-938, 1995.
16) Boisset-Pioro MH, Esdaile JM, Fitzcharles, M : Sexual and physical abuse in women with fibromyalgia syndrome. Arthritis Rheum 38 : 235-241, 1995.
17) Taylor ML, Trotter DR, Csuka ME : The prevalence of sexual abuse in women with fibromyalgia. Arthritis Rheum 38 : 229-234, 1995.
18) 浦野房三：線維筋痛症診断における年代別の問題．臨床リウマチ 18 : 93-97, 2006.
19) Yunus MB, Holt GS, Masi AT, et al. : Fibromyalgia syndrome among the elderly, comparison with younger patients. J Am Geriatr Soc 36 : 987-995, 1988.
20) Crofford LJ, Rowbotham MC, Mease PJ, et al. : Pregabalin for the treatment of fibromyalgia syndrome. Result of a randomized, double-blind, placebo-controlled trial. Arthritis Rheum 52 : 1264-1273, 2005.

G 各種疾患に合併した線維筋痛症

1. 慢性疲労症候群を合併した症例[1]

　高齢者の線維筋痛症も女性に多くみられるが，高齢の男性症例の場合，第二次世界大戦における，シベリアへの抑留，あるいは，フランス領インドシナ，ニューギニアなど太平洋諸島での過酷な戦争体験のある症例が多い．戦争および抑留生活は極限の状態であり，PTSDを発病することは充分に考えられる．

　戦争あるいは抑留は，湾岸戦争症候群と同等の状況と考えられ，慢性疲労症候群の合併も考慮しなければならない[2]．当科に通院中の線維筋痛症の高齢患者のうち，シベリア抑留の経験者が2名通院している．症例はその1例である．高齢の男性患者の場合，抑留体験，あるいは戦争体験の既往を聴取すべきである．

慢性疲労症候群を合併した線維筋痛症の症例
【症例17】78歳　男性　画家
【主訴】全身疲労感，四肢体幹の疼痛
【家族歴】兄が結核
【生活歴および現病歴】1941年（15歳），満蒙開拓義勇軍として旧満州に渡った．

　1945年5月，現地召集で日本軍（関東軍）砲兵隊に入隊した．8月9日ソ連軍の旧満州への侵攻により山中に逃亡した．この間，物乞いなどをして生活した．9月16日，ソ連軍に捕獲され捕虜となった．旧ソビエト連邦において，カザフスタン，ノボシビルスクなどの炭坑で3年間の強制労働に従事した．1948年11月，日本に帰国した．

　1950年1月～3月下旬まで発熱と高度の疲労感で臥床した．当時，洗面所への歩行も不能であり，顎関節障害から食物の咀嚼も困難であった．当時は，結核が疑われた．その後，離床はできたが，高度の疲労感のため1年間の間，労働が不可能であった．

　以後，各種医療機関で治療を受けるものの診断は確定せず，症状は改善しなかった．

　1998年7月近医の検査で抗核抗体が陽性のため膠原病が疑われ，10月20日

当科を初診した。

【当科初診時の症状】全身高度の疲労感，四肢と体幹の疼痛，しびれ感，易疲労感があった。作業能率は通常の30％程度であり，通常作業が可能な日が1週間に1日もないこともあった。不眠症は高度で，夜間に最低2回は覚醒する。悪夢（帰路の無い夢，列車に遅れる夢）をよく見る。高度の頭痛，肩こり，口腔と眼球の乾燥感，口内炎，脱毛，羞明，前腕と手指のこわばり，関節痛，腰痛，大腿から下腿のぴりぴり感，頻尿，下痢，抑うつ感，焦燥感，咽頭痛，微熱などがみられた。

外来通院にて，抗炎症剤，アザルフィジンEN®錠，ルボックス®の投与を行った。疼痛の改善は充分ではなく，通院時には項部に局所麻酔薬とステロイド剤の局所注射を行った。

2. 脊椎関節炎に線維筋痛症を合併した症例

脊椎関節炎とは脊椎，仙腸関節，四肢の関節を侵す慢性炎症性疾患である。整形外科医あるいはリウマチ専門医には強直性脊椎炎という病名で従来から知られている。改正ニューヨーク診断基準[3]以来，徐々に疾患概念の変革が意識されており，現在，強直性脊椎炎という病名は改正ニューヨーク診断基準が示すようにX線所見で仙腸関節の顕著な関節炎の状態がみとめられた場合に診断がされる。脊椎強直，あるいは靱帯棘（syndesmophyte）が明確でなくとも診断は可能である。一方，血清反応陰性という意味はリウマトイド因子が陰性であることを示す。しかし，少数例ではリウマトイド因子が陽性の症例もみられる。脊椎関節炎のグループのなかには強直性脊椎炎，乾癬性関節炎，掌蹠膿疱症性骨関節炎，腸炎性関節炎，ブドウ膜炎由来の関節炎，反応性関節炎，そして，未分化型脊椎関節炎がある。これらは鑑別診断の中ではかなり重要な位置を占めている。第2章の鑑別診断の項目も併せて参照していただきたい。

患者は項部痛，背部痛，腰痛，殿部痛，下肢の疼痛を訴えることが多く，疼痛の訴え方は線維筋痛症とよく似ている。しかし，下肢の関節腫脹，手指のソーセージ指など肉眼的にも身体所見が出現することがある。また，四肢・体幹に多発性付着部炎がみられることが多い[4]。付着部炎の所見をとることをお勧めする。

強直性脊椎炎に線維筋痛症を合併した症例（初診時以前は線維筋痛症と診断されていた）

【症例18】44歳　女性　主婦
【既往歴】20歳時より腰痛と下肢のしびれ感が出現した
【家族歴】妹　結核
【経過】2007年8月から左中指，両中指，両肘，腰部の疼痛が出現した。8月近医（整形外科）を受診した。診断は線維筋痛症であった。10月当科を初診した。アメリカリウマチ学会 線維筋痛症分類基準では11ヵ所に圧痛を認めた。その他，両アキレス腱および両膝蓋靱帯の腫脹と圧痛をみとめ，烏口突起，恥骨結合にも圧痛が認められた。ショーバーテストは3.5cmであった。X線所見では仙腸関節炎が認められ，改正ニューヨーク診断基準では右1度左3度であった。仙腸関節のCT像でも炎症が確認された。また，疼痛のある右肩MRIでは脂肪抑制T2像で棘上筋腱に高信号が認められた。疼痛は高度ではないため，薬物療法は行わず，生活指導と運動療法を指導した。
【症例の考察】アメリカリウマチ学会の線維筋痛症分類基準では18ヵ所中，11ヵ所に圧痛を認めた。また，脊椎関節炎，とくに強直性脊椎炎の診断基準にも合致した症例である。

3. 関節リウマチに線維筋痛症を併発した症例

　関節リウマチなどの膠原病では線維筋痛症をきたしやすいことが知られており，頻度は7〜14％と報告されている[5]。実際，関節リウマチ患者では関節炎症状が軽度であり，炎症のパラメーターの数値が低いにもかかわらず，長期間にわたって，高度の全身痛を訴える症例を日常よく経験する。

1）調査対象

　症例は女性のみの24例で，平均年齢は55歳（最小32歳〜最高76歳）であった。年齢別にみると50歳以上70歳未満が13名と最も多かった。関節リウマチの罹病期間は最短6ヵ月，最長47年，平均15年であった。関節リウマチについてSteinbrockerのStage別でみるとStage1が6例，Stage2が3例，Stage3が5例，Stage4が10例，Class別にはClass1が9例，Class2が11例，Class3が4例であった。線維筋痛症の罹病期間は最短3ヵ月，最長12年，平均1年1ヵ月であった。12ヵ月未満の症例が15例であった。

2）調査項目

調査項目は，関節リウマチの病態に関して赤沈，CRP，リウマトイド因子，顕著な腫脹のみられた関節数，変性疾患も含めた頸椎および腰椎病変，そして関節外症状を調査した．関節リウマチの治療についてはNSAIDs，免疫調節剤，ステロイド療法，手術療法を調査した．線維筋痛症の病態は身体的症状の有無，アメリカリウマチ学会　線維筋痛症分類基準による圧痛点，発症時の環境のエピソードなどを調査した．線維筋痛症の治療は投与した抗うつ剤，治療による自覚症状の変化を記録した．

3）結果

関節リウマチの病態について検査所見からみると，赤沈が0mm/h以上20mm/h未満が7例，20mm/h以上50mm/h未満が6例，50mm/h以上が11例で，平均42.5mm/hであった．CRPは0mg/dlから1.0mg/dl未満が16例，1.0mg/dl以上3.0mg/dl未満が5例，3.0mg/dl以上が3例で，平均が1.25mg/dlであった．リウマトイド因子は20IU/ml未満が12例，20IU/ml以上100IU/ml未満が8例，100IU/ml以上が4例であった．腫脹関節は，2関節以下が21例，3関節以上が3例，平均1.3関節であった．関節外症状はシェーグレン症候群が5例，下腿潰瘍が1例であった．

治療に関して，調査時に投与されていた抗リウマチ薬は，モーバー®が3例，シオゾール®が12例，リマチル®が4例，メタルカプターゼ®，およびリウマトレックス®がそれぞれ1例であり，抗リウマチ薬が投与されていない症例が5例であった．副腎皮質ステロイド剤の投与は，プレドニゾロンが4mg/day以下の症例が2例，リメタゾン®の静脈注射が9例に施行されていた．

手術は人工膝関節手術が3例に施され，人工股関節手術は2例，脊椎手術が1例，その他1例であった．線維筋痛症の病態について，広範囲の疼痛を訴えていた症例は24例，アメリカリウマチ学会　線維筋痛症分類基準による圧痛点は，診断確定時，11～17ヵ所陽性であった症例は7例，18ヵ所の症例は17例であった．

発症の誘因と考えられるエピソードは家庭内の環境に関係した症例は10例，職場環境と考えられる症例3例，関節リウマチの活動性に関連した症例は4例，視力障害が誘因となった症例が1例，事故が誘因となった症例は1例，誘因が特定できない症例が5例であった．

関節リウマチに合併した線維筋痛症の身体症状についてみると，疲労倦怠感が22例，（91％），不眠が19例（79％），悪夢20例（83％），抑うつ感19例（79％），焦燥感21例（87％）が高率であった．そのほか下痢25％，頻尿50％，月経困難24％，全身のこわばり感，頭痛，肩こりもみられた．

非関節リウマチにおける線維筋痛症と関節リウマチに線維筋痛症を合併した症例の比較では，症状の出現比率で，疲労倦怠感，不眠悪夢，抑うつ感，下痢，月経困難，こわばり感など有意差はみられなかった．関節リウマチで高かったのは頻尿のみであった．改善傾向も有意差はなかった．

向精神薬はドグマチール®，トリプタノール®，トフラニール®，ルジオミール®，テシプール®，デジレル®などが投与されていた．

関節リウマチに合併した症例

【症例19】55歳　女性　事務員
【既往歴】幼少時右肘骨折
【家族歴】特記すべきことなし
【経過】1999年4月右肩痛が出現した．また，両手指のこわばりも出現した．

9月近医を受診し，関節リウマチの診断でリマチル®の投与を受けていた．10月当科を初診した．両手指の腫脹，およびリウマトイド因子108U/dlなどにより関節リウマチと診断し薬物療法を継続した．2000年4月には両手関節の可動域が軽度制限されていた．

2002年には四肢・体幹の広範囲の疼痛が出現し，1年間に10kgの体重減少もみられた．アメリカリウマチ学会 線維筋痛症分類基準では18ヵ所に圧痛が認められ，関節リウマチに伴う線維筋痛症が考えられた．SSRIなどの投与を提案したが，本人の承諾を得られず，関節リウマチの治療のみを継続した．2002年2月には左膝窩部の水腫が出現した．引き続き，ステロイド剤の軽度の増量などにより，全身広範囲疼痛は軽減した．2008年には両手関節のX線像は強直がみられ，身体障害者3級を交付された．現在，生物学的製剤の投与を開始している．

【考察】
関節リウマチの経過中に関節炎症状とは異なる全身の疼痛を訴えた症例はアメリカリウマチ学会 線維筋痛症分類基準に合致することが多く，線維筋痛症と考えられる．このような症例は関節リウマチの罹病期間が長く，stageの進

行した症例が多かったが,関節リウマチの活動性は低く,CRP,リウマトイド因子は低値で腫脹関節数は少ない傾向にあった。

　線維筋痛症の症状は全身の疼痛以外に倦怠感,不眠などの随伴症状を訴える症例が非常に多かった。向精神薬の投与のほかに,心身症的訴えにも対処することにより,相当数の症例に改善傾向が認められた。線維筋痛症の発症の誘因と考えられる家庭内あるいは社会的要因がかなりの症例で認められた。合併症のない線維筋痛症との比較では,関節リウマチに合併した線維筋痛症患者は高齢であり,関節リウマチの疼痛と障害を伴う闘病生活が心理的にも影響していることが示唆された。

　調査された当時は生物学的製剤の登場前の状況であり,現在のような進歩した治療体系ではより良好な結果が期待される。

文　献

1) 浦野房三:線維筋痛症診断における年代別の問題.臨床リウマチ 18:93-97, 2006.
2) Doebbeling BN, Clarke WR, Watson D, et al.: Is there a Persian Gulf War syndrome? Evidence from a large population-based survey of veterans and nondeployed controls. Am J Med 108:695-704, 2000.
3) van der Linden S, Valkenburg HA, Cats A: Evaluation of diagnostic criteria for ankylosing spondylitis. A proposal for modification of the New York criteria. Arthritis Rheum 27:361-368, 1984.
4) Godfrin B, Zabraniecki L, Lamboley V, et al.: Spondyloarthopathy with enthesel pain. A prospective study in 33 patients. Joint Bone Spine 71:557-562, 2004.
5) Claw DJ, Katz P: The overlap between fibromyalgia and inflammatory rheumatic disease: when and why does it occur? J Clin Rheumatol 1:335-342, 1995.

索 引

A
アキレス腱 …………………………15
アメリカリウマチ学会 線維筋痛症分類基準 ………4, 6, 18, **19**, 45
アモール診断基準 ………………23
アロディニア ……………………17
悪夢 …………………………………17
圧痛計 ………………………………20
activation syndrome ……………34
acute injury ………………………11
Allodynia …………………………17

B
ぶどう膜炎由来の関節炎 ………23
便秘 …………………………………17
bamboo spine ……………………23

C
腸炎性関節炎 ……………………23
Central Sensitization ……………12
CES-D ………………………………22
child abuse ………………………11
cognitive behavioral therapy …38
CREST症候群 …………………4, 26
CRP …………………………………18

D
ドライアイ ……………………………4
代替治療 …………………………36
大転子突起 ………………………19
第2肋骨 …………………………19
大脳皮質 ……………………………5

大脳皮質体性感覚野 ……………12
大脳辺縁系 …………………………5
殿筋 …………………………………19
同一姿勢 …………………………68
同時多発テロ ……………………74
depression ………………………11
dolorimeter ………………………20
drug abuse ………………………74

E
エアロビクス …………………34, 36
嚥下障害 …………………………26
炎症性肉芽 ………………………25
endometriosis ……………………11

F
フルボキサミン …………………30
不安感 ……………………………17
賦活化症候群 …………………34
腹痛 ………………………………17
付着部炎 ………………15, 24, 70
不眠 ………………………………17
不眠症 …………………………4, 17
fibromyalgia impact questionnaire
 ………………………………34
fibromyalgia syndrome …………4
fibrositis ……………………………4
FIQ ……………………………18, 34
functional somatic syndrome ……5

G
外陰部痛 …………………………17

外傷 ………………………………45
外側上顆 …………………………19
顎関節症 …………………………63
顎関節痛 …………………………62
眼球の乾燥感 ……………………17
軍隊 ………………………………74
月経困難 …………………………17
月経前緊張症 ……………………4
月経前症候群 ……………………5
下痢 ………………………………17
原発性線維筋痛症 ………………23

H
橋 ……………………………………5
鍼 …………………………………36
反応性関節炎 ……………………23
反復性緊張症候群 ………………5
膝 …………………………………19
皮膚筋炎 …………………………26
皮膚硬化 …………………………26
疲労感 ……………………………17
頻尿 ………………………………17
片頭痛 ……………………………11
hypothalamic-pituitary-adrenal
 （HPA） axis ……………47

I
異痛症 ……………………………17
irritable bowel syndrome ………11

J
ジャンピングサイン ……………27

自覚的な関節の腫れ……………17	強皮症 ……………………4, 26	慢性疲労症候群 …………5, 74, 82
重症外傷………………………46	胸部痛……………………………17	未分化型脊椎関節炎 …………14, 23
受動喫煙………………………37	胸肋鎖骨部痛……………………24	matrix metalloproteinase-3……71
自律神経失調症 …………………4	棘上筋……………………………19	MCTD ……………………………26
人工関節手術……………………45	局所注射…………………………83	migraine…………………………11
靭帯棘……………………………23	巨細胞性動脈炎…………………25	MMP-3 ………………18, 71, 72
JFIQ ……………………………18	禁煙………………………………37	MMPI……………………………22
	筋骨格外症状……………………52	multiple operations …………11
K	筋骨格症状 …………………3, 17	
カイロプラクティック…………36	緊張性頭痛 ………………………4	**N**
ガバペンチン……………………29	頸椎症……………………………27	ノイロトロピン®注射薬 ………28
ガムテスト………………………24	頸椎捻挫後遺症…………………52	肉体的虐待………………………74
開口障害…………………………63	結合織炎 …………………………4	日内変動…………………………17
改正ニューヨーク診断基準	結合組織病………………………18	日本語版 J-FIQ…………………18
……………………………16, 23	腱鞘炎……………………………70	認知行動療法……………………**38**
化学物質過敏症 …………………5	抗SS-A抗体……………………24	neonatal pain …………………11
下行性疼痛抑制系………………28	抗SS-B抗体……………………24	Neuropathic Pain ……………11
加重FM点………………………28	抗うつ剤………………………**29**	non-REM睡眠…………………37
加重付着部点……………………28	抗炎症剤………………………**28**	
下垂体 ……………………………5	抗核抗体…………………………24	**O**
過敏性大腸炎……………………11	膠原病 ……………………… 4, 18	オピオイド………………………29
過敏性大腸症候群 ………………4	口腔顎部疼痛……………………62	
過敏性腸症候群 …………………5	烏口突起…………………………15	**P**
下部頸椎…………………………19	口腔の乾燥感……………………17	パンヌス…………………………25
間質性膀胱炎 ……………………5	抗コリン作用 ………29, 32, 33, 34	プレガバリン……………………29
関節痛……………………………17	交通外傷…………………………52	ペインビジョン…………………22
関節リウマチ ……………15, 24, 84	抗てんかん薬……………………29	Pain Vision……………………22
乾癬性関節炎……………………23	後頭部……………………………19	PET ………………………………5
乾燥症状…………………………24	更年期障害 ………………………4	polysomnography……………38
機械的ストレス…………………45	広範囲疼痛 …………………6, **19**	post-traumatic stress disorder
喫煙………………………………37	絞扼性神経障害…………………27	……………………………11, 13
灸…………………………………36	骨折………………………………49	PTSD ……………11, 13, 74, 75
急性外傷…………………………11	こわばり感………………………17	P物質 ……………………………5
胸郭出口症候群…………………27	混合性結合組織病………………26	
胸鎖関節…………………………15		**R**
強制収容所………………………74	**M**	ライフイベント…………………11
強直性脊椎炎 ………13, 16, **23**, 83	マッサージ………………………36	リウマチ症状……………………17
胸痛症候群 ………………………5	メカニカルストレス……………45	リウマチ性多発筋痛症…………25

リウマトイド因子 ……24, 25, 83	性的虐待 ………………74, 76	透析患者………………………66
レイノー現象…………………26	性的暴力 ……………………75	透析導入前……………………68
レイノー症状…………………17	生理不順………………………17	teenage turmoil ………………11
冷感……………………………17	脊椎関節炎 ………………4, 23	
労務災害………………………74	脊椎外科手術 ………………45	**U**
repeated injuries ……………11	線維筋痛症質問票……………18	ウォーキング…………………34
	線維筋痛症候群 ………………4	うつ的状態……………………11
S	戦争体験………………………82	
サブスタンス P ………………37	選択的セロトニン再取り込み	**V**
サプリメント…………………34	阻害薬………………………29	visual analogue scale（VAS）…18
シェーグレン症候群 ………4, 24	仙腸関節炎……………………16	Voxel-based morphometry
シャント手術…………………68	戦闘行為………………………74	（VBM）……………………5
シルマーテスト………………24	僧帽筋…………………………19	
スクリーニング検査…………20	側頭顎関節症候群………………5	**W**
セロトニンノルアドレナリン	serotonin ……………………33	湾岸戦争症候群 ……………74, 82
再取り込み阻害薬…………29	SF-36 ……………………22, 34	wind-up 現象 …………………12
三環系抗うつ剤 …………29, 33	single-photon-emission comput-	
指圧……………………………36	ed tomography ……………5	**Y**
子宮内膜症……………………11	SNRI …………………29, 30, 34	ヨーロッパ分類基準…………23
四肢のだるさ…………………17	SPECT …………………………5	ヨガ……………………………34
視床………………………………5	SSRI ……………………29, 30	ゆううつ感……………………17
膝蓋靱帯………………………15	STIR 法 ………………………24	幼児虐待………………………11
手術 ………………………45, 46	substance P ……………………5	腰椎椎間板ヘルニア…………27
掌蹠膿疱症骨関節炎…………23	Sympathetic Pain ……………12	腰痛症 …………………………4
焦燥感…………………………17	syndesmophyte ………………23	腰背部痛………………………15
心因性疼痛 ………………15, 16	systemic inflammation ………11	腰部脊柱管狭窄症……………27
侵害受容器……………………17		抑留体験………………………82
心的外傷後ストレス障害	**T**	
………………………11, 13, 74	体感覚野 ………………………5	**Z**
心毒性…………………………33	太極拳…………………………34	随伴症状 ……………………3, 17
心療内科………………………15	体操……………………………34	全身性エリテマトーデス…20, 26
水泳……………………………34	多発性筋炎……………………26	全身性炎症性疾患……………11
睡眠障害………………………37	多発性付着部炎 ……23, 27, 83	前帯状回…………………………5
精神科…………………………15	竹様脊椎………………………23	前頭葉……………………………5
精神的症状……………………17	痛覚受容器……………………12	続発性線維筋痛症……………23
仙腸関節………………………15	透析アミロイドーシス………71	

あとがき

　最近の医師不足の状況から私が勤務する病院でも内科医が不足している。私も内科外来の新患診察を行っている。そこには1割程度の線維筋痛症を含む広範囲疼痛の患者が訪れる。線維筋痛症患者は必ずしも整形外科あるいはリウマチ科を受診するとは限らないのである。線維筋痛症患者は筋骨格系疼痛のほかに，多彩な症状を訴える。胸部痛，あるいは腹痛など，一般内科を受診する症例も少なくはない。この中には脊椎関節炎と診断されるべき症例もある。

　医療側からみて，X線所見あるいは各種所見から，線維筋痛症患者の状態は，外傷患者，あるいは，手術を必要とする患者などと比較して他覚的所見に乏しく，また，診察室でも重症感が少ない。従来の診察方法では所見が得られないため，身体的疾患とはされない場合も多い。

　最近では，画像所見，あるいは従来の理学所見で明確な異常がなく，18ヵ所の圧痛点に異常がみられた場合，線維筋痛症と診断名を告げることに躊躇する医師は少なくなってきた。

　患者の今までの経過を聞くと，医療の陰の部分が浮かんでくる。また，継続して経過観察がされないことが多い。肩こり，項部痛，背部痛，あるいは腰痛を主訴とする運動器疾患の場合，線維筋痛症の合併を常に念頭において診療にあたることは大切ではないかと考える。

　鑑別の対象となる疾患には関節リウマチ，シェーグレン症候群，多発性筋炎，脊椎関節炎，整形外科の各種のentrapment neuropathyも鑑別の対象となる。また，これらの多くの疾患に線維筋痛症が合併することがある。

　治療に関しては各種の薬剤が試されているが，治療の基本は受容的かつ共感的に接することである。とくに線維筋痛症の患者は疼痛の日内変動があり，また，疼痛箇所が移動することは常である。従来，学んできた運動器疾患とは症状の発現様式が異なる。この状況を受け入れていくことが肝要である。

　疼痛症状を医師が認めるだけで，症状が軽減する可能性が大きく，逆に強く否定された場合，患者にとってはドクターハラスメントに等しい状況となり，症状が増悪する。

　診断の際に，線維筋痛症という診断だけでよいかという問題がある。各種運動器系疾患の合併が顕著にある場合はそれらを優先しなければならない。強直性脊椎炎あるいは未分化型脊椎関節炎など脊椎関節炎は見過ごされやすい。線

維筋痛症という診断はついていたが，脊椎関節炎の診断がついておらず，治療が十分でない状況も数多く経験する。

　かつて筆者が線維筋痛症について学会発表すると，症例の数が多すぎるといわれたことがあった。現在，有病率は1.7％といわれ，非常にありふれた疾患であることが認識されるようになってきた。また，逆にこのような患者を敬遠する雰囲気が出てきたことも事実である。是非とも，多くの医療者の眼が注がれることを祈ってやまない。

2009年8月20日
浦野房三

著者略歴
浦野　房三（うらの　ふさぞう）

長野県厚生連篠ノ井総合病院
　　リウマチ膠原病センター・リウマチ科
　リウマチ膠原病センター長　および　リウマチ科部長を兼務

昭和51年	和歌山県立医科大学医学部卒業
昭和57年	篠ノ井総合病院　整形外科医長
平成2年	信州大学医学部にて医学博士取得
平成3年	日本リウマチ財団海外派遣医として 　米国ケース・ウェスタン・リザーブ大学リウマチ科に留学
平成5年	信州大学医学部整形外科委嘱講師
平成8年	篠ノ井総合病院リウマチ膠原病センター・リウマチ科医長
平成19年	同センター・リウマチ科部長
平成20年	同センター・リウマチ膠原病センター長を兼務

所属団体
　厚労省線維筋痛症研究調査会（班員）
　線維筋痛症友の会（FMSJ）（顧問）
　日本線維筋痛症学会（理事）
　日本脊椎関節炎研究会（理事）
　日本リウマチ学会（評議員，指導医）
　中部リウマチ学会（理事）
　信州リウマチ膠原病懇談会（世話人）
　日本整形外科学会（専門医）

専門分野
　1) 関節リウマチの臨床
　2) 脊椎関節炎の診断と治療
　3) 線維筋痛症の臨床

著書
「症例から学ぶ脊椎関節炎―強直性脊椎炎，未分化型関節炎ほか―」
　浦野房三　著，新興医学出版社，2008.
「強直性脊椎炎―患者，介護者，医療従事者のための専門的アドバイス」
　浦野房三　監訳，新興医学出版社，2008.

ⓒ2009　　　　　　　　　　　　　　第1版発行　2009年9月12日

臨床医のための線維筋痛症

（定価はカバーに表示してあります）

著　者	浦　野　房　三
発行者	服　部　治　夫
発行所	株式会社　新興医学出版社

検印省略

〒113-0033　東京都文京区本郷6丁目26番8号
電話　03(3816)2853　　FAX　03(3816)2895

印刷　株式会社　藤美社　　ISBN978-4-88002-690-9

・本書の複製権・上映権・譲渡権・公衆送信権（送信可能化権を含む）は株式会社新興医学出版社が保有します。
・JCOPY〈(社)出版者著作権管理機構　委託出版物〉
本書の無断複写は著作権法上での例外を除き禁じられています。複写される場合は、そのつど事前に(社)出版者著作権管理機構（電話 03-3513-6969、FAX 03-3513-6979、e-mail : info@jcopy.or.jp）の許諾を得てください。